TEMPS, TEMPORALITÉ
ET ESPACE

SOCIÉTÉ FRANÇAISE DE SOPHROLOGIE
Collection dirigée par Claudie Terk-Chalanset

La Société Française de Sophrologie est une société savante créée en 1966 pour la recherche, le développement et la diffusion de la sophrologie. Créatrice, dès le départ, de ponts entre la médecine, la psychologie et la psychanalyse, elle intègre aujourd'hui les dernières mutations sociales et leurs difficultés ainsi que les avancées des neurosciences.

La SFS organise chaque année un congrès de réflexion aux problématiques variées. Ces congrès rassemblent médecins, psychanalystes, philosophes, psychologues, sophrologues confirmés ou en formation. Des violences aux addictions, de la créativité à l'estime de soi, des traumatismes aux émotions, de nombreux thèmes de recherche sont abordés et débattus.

Les Actes du Congrès sont publiés chaque année aux éditions L'Harmattan, dans un partenariat fructueux qui compte déjà plus d'une vingtaine de titres.

Dernières parutions

La Voix, du souffle à la relation en sophrologie, 2023.
La sophrologie face à l'actuel malaise dans la civilisation, 2022.
L'identité en questions... Apports de la sophrologie, 2020.
Les avancées cliniques et théoriques de la sophrologie, 2018.
Corps Conscience Inconscient, 2017.
Le temps des émotions, 2015.
Traumatismes et résilience, 2014.
Sophrologie et vie quotidienne, 2013.
Sophrologie sans frontières, 2012.
Le sophrologue face aux attentes du sujet en crise, 2010.
Sophrologie et estime de soi, 2009.
La place de la sophrologie dans l'avenir de notre société, 2008.
Sophrologie et addictions, 2007.
Sophrologie et créativité, 2006.
La sophrologie face au changement, 2005.

53ᵉ Congrès
de la Société Française
de Sophrologie

TEMPS, TEMPORALITÉ ET ESPACE

Sous la direction de
Claude CHATILLON
avec la collaboration de
Claudie TERK-CHALANSET

L'Harmattan

Autres publications de la SFS aux éditions L'Harmattan :

La sophrologie face aux difficultés de la vie
Dépressions et chemins de vie
L'hystérie dans tous ses états
Les différents modes d'être au temps
L'amour au temps des thérapies
Violences...
Les images en sophrologie
La sophrologie face au changement
Sophrologie et Créativité
Sophrologie et Addictions
La place de la Sophrologie dans l'avenir de notre société
Sophrologie et Estime de soi
Le sophrologue face aux attentes du sujet en crise
Sophrologie sans Frontières
Sophrologie et Vie quotidienne
Traumatismes et Résilience
Le temps des émotions
Corps Conscience Inconscient
Les avancées cliniques et théoriques de la Sophrologie
L'identité en questions... Apports de la Sophrologie
La sophrologie face à l'actuel malaise dans la civilisation
La Voix, du souffle à la relation en sophrologie

5-7, rue de l'Ecole-Polytechnique, 75005 Paris
http://www.editions-harmattan.fr
ISBN : 978-2-336-45916-5
EAN : 9782336459165

OUVERTURE DU CONGRÈS

Mme Claude CHATILLON, Présidente

Tout d'abord bonjour à tous et merci pour votre présence, merci particulièrement à celles et ceux qui viennent de loin et notamment de Belgique, puisque nous avons le plaisir d'accueillir Madame Diana Barthélémy, Présidente actuelle de la Société Belge de Sophrologie et Relaxation.

Nous devons le thème retenu cette année à Gérard THOURAILLE qui, après notre congrès de l'année dernière sur la voix, proposait de revisiter les fondamentaux de notre discipline et d'explorer cette notion du temps, de temporalité et d'espace que la réflexion phénoménologique sur laquelle s'appuie la sophrologie a largement exploré.

Ainsi Merleau-Ponty, phénoménologue du *corps,* postule que le corps qui est « ici et maintenant » est intentionnellement en même temps « partout et toujours ».

« Par mon champ perceptif avec ses horizons temporels, je suis présent à mon présent, à tout le passé qui l'a précédé et à un avenir »[1].

Et pour nous sophrologues, dans notre pratique, la prise en compte du temps est un paramètre fondamental, nous laissons émerger le passé, nous projetons vers l'avenir, nous

---

[1] Merleau-Ponty, *Phénoménologie de la perception*, 1945.

ramenons au présent du corps pour vivre intentionnellement notre champ de présence.

C'est un thème que nous avons déjà traité lors de notre Congrès de 2001 - 23 ans donc, le temps passe… mais qui mérite d'être abordé à nouveau à la fois :

Parce que nous vivons une accélération exponentielle des connaissances et des techniques, que cette notion du temps ne cesse de passionner les chercheurs de tous horizons. C'est en effet ce qui préoccupait Stephen Hawking juste avant son décès, *L'origine du temps.*[2]
Et parce nous faisons l'expérience quotidienne de la difficulté de vivre « notre temps », son accélération, sa transformation, et parfois le poids du temps qui pèse sur nos épaules.

Alors d'où vient le temps ? Quelle est son origine ? Comment vivons-nous son accélération ? Selon les disciplines nous avons et aurons des réponses différentes… et pour chacun de nous à notre époque, dans notre vécu qu'en est-il ?

Les conférenciers et artistes qui nous font le plaisir de participer à ce congrès nous livreront leur expérience et leur vision de l'importance du temps dans différentes approches et nous le feront vivre aussi, par des pratiques, des lectures, des poèmes…

Et puis nous passerons « du temps » ensemble lors de nos pauses et lors de la soirée.

Bon congrès à tous.

---

[2] *L'origine du temps* est un ultime essai posthume de Thomas HERTOG et Stephen HAWKING, mars 2023, aux éditions Odile Jacob.

PRÉSENTATION
ET RÉSUMÉS DES INTERVENTIONS

Le dernier congrès annuel de la SFS fut une belle réussite. Notamment parce que son thème, « la voix », concernait un aspect fondamental de la sophrologie qui, dans son essence, est une thérapie induite par la parole et donc par la voix.

Il nous a paru pertinent de continuer à interroger les fondements de notre discipline et de nous intéresser à la vaste question du temps et de la conscience du temps vécu lors de nos pratiques qui s'appuient sur *le mouvement*, que ce soit du corps et/ou de la conscience, nous renvoyant à l'expérience intime de chacun, vécue dans une temporalité singulière et dans un espace perçu.

Le temps… le temps qui se fige, qui passe, le temps passé, présent, futur, présentifiés à notre conscience dans un espace/temps singulier…

Le mot « temps » doit se comprendre ici dans toute son ampleur. Avec cette thématique il s'agirait d'abord d'évoquer le vécu temporel en sophrologie qui est une approche à médiation corporelle mais aussi, on l'oublie parfois, à médiation temporelle.

C'est-à-dire de réfléchir sur la perception du temps par le sophronisant, sur l'importance du présent et du vécu immédiat mais aussi sur celle du futur et d'une saine projection du sujet vers l'avenir. En résumé il s'agirait de réfléchir, en théorie et en pratique, sur le *phénomène* temporel et sur ce qu'il implique.

Mais « temps » peut aussi s'entendre dans un sens assez différent : celui d'une époque, de notre époque, de *notre temps*. Et notre époque ne prend pas toujours le temps. Tout va vite, de plus en plus vite. Largement phagocytés par mille tâches, soucis, préoccupations, buts à atteindre, dans un monde de performance et de compétition, les individus ont de moins en moins *le temps*. L'époque les pousse à vivre leur temporalité en mode de pilotage automatique aux antipodes d'une *pleine conscience*. D'où l'importance de méthodes relationnelles et psychocorporelles, comme la sophrologie, pour *désincarcérer* notre vécu temporel.

Le temps concerne aussi directement notre pratique : comment combiner notre temps et celui de nos consultants, l'organiser, le remplir, le ponctuer… entre prendre son temps et le perdre parfois.

Cette interrogation sur le temps intéresse toutes les disciplines, des neurosciences à l'astronomie en passant par l'histoire, l'architecture, la philosophie, la psychologie, la psychanalyse, la pédagogie, la culture, le sport… mais nous consacrerons le nôtre à éclairer le sujet à partir de notre pratique de sophrologue, des questionnements que cela génère et en ouvrant le dialogue avec d'autres disciplines dans le cadre de cette notion de temps, de son impact, de sa richesse, de sa gestion dans les différents moments de la vie.

Madame Claude CHATILLON, Présidente, a prononcé l'ouverture de ce 53e congrès dont le thème permet de revisiter les fondamentaux de notre discipline.

Puis **Gérard THOURAILLE** s'est intéressé à ce qu'il se passe ***« Quand le temps prend le temps d'être le temps »***. Après avoir constaté que mesurer l'écoulement du temps consiste à l'objectiver et à le quantifier sur le modèle de l'espace, l'exposé propose de s'intéresser au vécu temporel des êtres humains, à leur ressenti intime. Il s'agit d'observer le *phénomène* temporel tel que nous le vivons. Mais cette approche se heurte à des idées reçues et à un savoir institué qui méconnaissent l'ampleur et la valeur du moment présent, c'est-à-dire de notre *présence*. En s'appuyant sur l'expérience de ce *présent vivant*, les pratiques sophrologiques nous permettent de percevoir *autrement* notre rapport au temps.

Puis **Anne GALOUZEAU DE VILLEPIN** pose ***« Le temps au cœur de l'assomption du sujet, de sa perception à ses avatars intrapsychiques »***

De ses processus cognitifs au cours de la vie, de ses représentations diverses venant volontiers piéger notre vision de nous-même et du monde, que nous disent les psychanalystes des figures du temps et surtout de leur œuvre chez le Sujet en perpétuel devenir ?

Lacan parlait de l'instant du regard, du temps pour comprendre et du moment pour conclure, ce mouvement logique du travail psychanalytique.

Loin de cette logique chronologique, l'inconscient peut être décrit comme a-temporel : éternel recommencement des temps stratifiés, voire circulaires des reviviscences et répétitions traumatiques, trous temporels des refoulements et dénis, auto-historisation empreinte d'imaginaire, tous ces mécanismes de défense semblent se jouer du temps.

Ce serait oublier que ces conflictualités psychiques du temps de l'inconscient font œuvre, au fil du temps réel et de ses réactualisations, dans le travail d'émergence du Sujet en devenir, ce « *nourrisson en détresse dans une carcasse d'adulte* » pour reprendre les mots de Conrad Stein.

Quand la voix du sophrologue s'éteint, c'est dans le silence de l'après-coup, ce point d'orgue ouvert à l'émergence phénoménologique du Sujet supposé savoir, que peuvent advenir à sa conscience la vérité de son désir propre, de son intentionnalité et des moyens de sa mise en œuvre.

Temps du *Terpnos Logos* ? Temps de l'Autre ?

Richard ESPOSITO s'intéresse ensuite au sujet ***« Les dimensions du temps »***. La sophrologie a la prétention de nous apprendre à vivre pleinement l'instant présent. Toutefois, le présent se réduit-il à sa seule dimension ? Dans quelle dimension du temps existons-nous vraiment ? Existe-t-il un ordre de priorité ?

Puis le pianiste et compositeur **Michel GHETTI** nous a proposé une réflexion sur ***« Temps et espace musical, une structure humaine profonde »*** avec illustration au piano. La musique, par son caractère universel, nous révèle la fusion entre la matière et l'esprit, entre l'espace-temps rationnel et l'espace-temps ressenti (sensible).

Ce fut ensuite au tour de **Franck JOUVEAUX,** haltérophile, entraîneur et formateur en haltérophilie, de s'interroger sur ***« Le temps : contrainte ou outil de performance ? »***.

L'objet de cette intervention était de mettre en avant la notion de temporalité dans la formation et l'accomplissement du sportif (compétiteur ou non), en fonction de la chronologie d'une carrière sportive.

En haltérophilie, comme dans tous les sports, la notion de temporalité est présente à tout moment de la carrière du sportif ! De l'apprentissage à l'excellence, elle régule la vie du pratiquant quel que soit son niveau de pratique.

L'organisation de la vie du sportif passe par une gestion rigoureuse du facteur temps.

Ce, à toutes les étapes : apprentissage, entraînement, compétition et retraite.

Le sportif ou l'individu, doit-il courir toute sa vie après la performance ?

Judith DUMAS a clôturé la première journée en proposant de ***« Se saisir de l'instant pour devenir soi, la***

perception du temps chez la personne hautement sensible ».

S'il existe un temps objectif dont le comptage est partagé par tous, il est alors mesure de la durée entre deux évènements, et cette mesure, communément partagée, est effectivement nécessaire à la vie sociale comme à l'organisation personnelle.

Ce temps objectif est d'ailleurs aujourd'hui parfaitement contrôlé par des agendas toujours mieux optimisés pour « remplir » chaque espace libre, dans l'idée d'une meilleure utilisation de notre temps.

Le temps devient alors un espace à combler, à rassasier jusqu'à satiété et ce contrôle n'est pas sans conséquence car gagner du temps accélère nos rythmes et nous voilà bientôt projetés dans une course folle.

Elle nous offre, bien sûr, une stimulation, une excitation susceptible de devenir une satisfaction intérieure et cela est rendu plus vrai encore pour la personne hautement sensible, dont le cerveau, par un traitement long et profond de l'information sensorielle, recherche parfois des sensations nouvelles de forte intensité.

Mais ce remplissage devient vite compulsion, pulsion, parfois même addiction jusqu'au fracassement du sujet.

Qu'en est-il alors de notre capacité à se rencontrer, Soi, pour se penser dans le mouvement du temps ? Car, si « *la conscience est une structure de l'être qui lui réserve un devenir* », le sujet, pour se construire comme conscience, a d'abord besoin d'être présent à lui-même, en un temps subjectif, qui implique une vacuité.

Et cet instant de vide peut-il devenir notre source vive, lieu et temps d'émergence offrant à chacun de nous la liberté de « *faire de sa vie une œuvre d'art* » (Michel Foucault) ?

Dans cette conférence, elle propose de développer l'apport de la sophrologie existentielle àl'accueil du temps subjectif et son impact sur la liberté d'être et de se réinventer.

Dans son intervention, **Benoit FOUCHÉ** s'est penché sur la relation entre ***« La sophrologie et notre vécu intérieur du temps ».*** Nous sommes soumis au pilotage automatique, à ce que Jacques Donnars appelait « le temps des montres ». La sophrologie nous permet d'accéder à des vécus du temps différents.

La sophrologie nous permet, en état de relaxation dynamique, de sentir des vibrations corporelles qui sont des émotions habituellement inconscientes. Ce sont des Universels Corporels Inconscients : la fusion, l'enracinement, l'élan, le rétrécissement, l'envol.

Et puis, nous rencontrons, à travers le rêve éveillé, ces traumatismes de notre enfance qui ont marqué notre personnalité et sont restés inconscients. C'est « le passé qui ne passe pas ».

Et puis nous rencontrons, à travers les images qui surgissent en état de méditation, ces images fondamentales que Jung appelle les archétypes : la grande mère, le héros, le sage, le diable.

Et puis, il y a l'état de méditation transcendantale hors du temps.

Mais la SFS, dans son travail de recherche, doit pouvoir mesurer comment ces vécus intérieurs modifient le volume des noyaux cérébraux (cortex préfrontal, amygdale) et le métabolisme des neurotransmetteurs (dopamine, sérotonine). Les différents modes d'être au temps sont vécus subjectivement et peuvent être aussi mesurés par les neurosciences.

Vient ensuite une conférence à deux voix, pour laquelle **Nathalie MALARDEAU-GAUZENTES** et **Céline**

MESTRE nous ont proposé du « pratico-pratique » : ***« Le temps à l'échelle d'une séance »***

À travers un temps d'échange sous forme de dialogue, elles ont éclairé les principales questions que nous nous posons autour de la notion du temps en sophrologie.

1. Le temps pour les clients, le temps pour le sophrologue.

2. Le temps comme élément majeur de la mise en place du cadre durant une séance.

- Combien de temps pour une séance individuelle ou en séance de groupe ?
- Les « sous-temps » d'une séance ou comment se divisent les différents temps de la séance ? (le temps de l'accueil, le temps d'échange, le temps de la pratique, le temps de la phénodescription…)
- Les rythmes de l'accompagnement (hebdomadaire, bi-mensuel, mensuel...)
- Les temps du sophrologue : l'avant séance, l'espace entre deux rendez-vous, combien de clients par jour ? Un temps de pratique pour le sophrologue, le temps de la supervision…

Après avoir partagé leur propre point de vue et expérience, Nathalie et Céline nous ont proposé un temps d'échange, suivi d'une pratique sophrologique.

Puis **Hervé DUBOURJAL** a amené une réflexion sur ***« Comment le temps impacte le travail du comédien ».***

Sait-on ce qu'est un acteur ? Sait-on ce qu'est le temps ?

L'être nous fait basculer dans la philosophie… Qu'est-ce que ?

L'acteur, latin *actor :* celui qui agit.

Aristote dit du jeu que c'est l'action d'imiter une action.

L'action réalise une intention ou une impulsion. L'idée même d'action comprend une temporalité : le temps de l'action.

Le temps, Saint Augustin : « *Si personne ne m'interroge je sais ; si je veux répondre à cette demande, je l'ignore.* »

Distinguons tout de même :

Le temps opératoire : celui de l'action sur les choses. Objectif, quantitatif, il est mesurable.

Le temps existentiel : temps vécu, subjectif, à tonalité affective, le temps de l'attente, de l'espérance, de l'angoisse, du regret, etc. Qualitatif, il ne se mesure pas.

S'opposent donc un modèle physico-mathématique linéaire et abstrait et des vécus de conscience découverts par l'introspection.

Les temps vécus de l'acteur :

- Le temps de la répétition
- Le temps de la représentation

Le temps dans l'espace

Le temps juste/le temps faux

Prendre un temps

Gestion de temps de l'écoute : la phrase ouverte/la phrase fermée

Mesure du temps : le rythme, le souffle, le battement du cœur.

À suivre son intervention, **Sylvia BERGÉ,** comédienne, sociétaire de la Comédie Française, nous a régalé avec la lecture d'un texte de Saint Augustin sur le temps.

Chantal BIWER se penche ensuite sur la question de ***« L'épaisseur du temps ».***

Il est question dans cette conférence d'évoquer la manière, dont le temps, dans sa notion d'espace-temps, de durée, de perception subjective (au moyen de l'attention portée aux vécus corporels) peut être mis en mouvement et devenir vecteur de prise de conscience durant une séance de sophrologie.

Elle évoque son cadre d'intervention en institution et en libéral. Suivi de comment les exercices de relaxations dynamiques peuvent entraîner une perception du temps utile au mouvement thérapeutique escompté par la pratique de la sophrologie dans le cadre de la maladie mentale.

Tout ceci au moyen du partage de sa pratique de la sophrologie en psychiatrie adulte, puis en libéral à partir de 1986.

Pour conclure **Sophie SCHANG** pose sa réflexion sur cette expression courante dans notre langage : ***« Vivre avec son temps : vers une conscience écologique ».***

Vivre avec son temps, c'est être relié aux grandes questions qui traversent le monde en le structurant, parmi lesquelles la question écologique est fondamentale à plus d'un titre.

Vivre avec son temps, c'est aussi vivre dans son temps : en le subissant ou en étant acteur ? Autrement dit en « regardant le train passer comme si cela ne nous appartenait pas et que nous n'avions pas de prise dessus ou en développant une conscience intérieure ». ?

Dans ces discussions sur le temps émergent, entre autres, en filigrane, la question de l'action. Qu'est-ce qui nous fait passer du temps de l'être à celui de l'action ? D'ailleurs ces deux aspects du temps loin d'être opposés, ne sont-ils pas complémentaires… Faut-il faire pour être ? Faut-il être pour faire ? Quand est-ce que commence ce qu'on appelle une prise de conscience, que faut-il pour amorcer un changement et le maintenir dans la durée ?

L'expérience vivantielle au cœur de la sophrologie contient en elle, en même temps qu'elle les fait vivre et les développe, une motivation et un élan qui permet de nourrir et d'installer un changement en profondeur, comme un élan du cœur et la matérialisation de ces valeurs essentielles. Et donc peut-être de développer un nouveau regard plus écologique, en conscience, ou différent.

1) Levier du changement : motivation extrinsèque /intrinsèque. Les lois du changement, ce que nous disent les neurosciences : 1% d'habitude pour changer la vie durablement.
2) Le *story telling* écologique dessine en creux une sorte d'impératif et de morale écologique : entre angoisse, culpabilité et espoir. Quelque part entre le « il faut craindre le réchauffement climatique » et « il faut être écologique ». La peur et l'anxiété peuvent-elles être de bons leviers de changement ? Comment rendre le projet écologique désirable ?
3) Le « nouveau regard » en sophrologie. Un autre regard qui tourne le dos à l'injonction du *il faut* en nous faisant descendre à l'intérieur de ce qui se vit essentiellement en nous. Je quitte l'impératif du mental et je laisse émerger autre chose. De cette expérience sophrologique proposée à travers « je suis ce que je respire », « je suis ce que je mange », « j'expérimente comment je suis relié au vivant autour de moi »... peut naître une conscience écologique qui n'est pas une morale mais plutôt une sagesse, et qui se donne à choisir et à vivre sans a priori et dans l'instant, à chaque instant rechoisi, et où s'éprouve la liberté humaine.

QUAND LE TEMPS PREND LE TEMPS D'ÊTRE LE TEMPS

Gérard THOURAILLE

Depuis toujours le temps inspire des poètes, des écrivains, des penseurs. De Ronsard déclarant à sa bien-aimée « *Le temps s'en va, le temps s'en va, ma dame, Las ! le temps, non, mais nous nous en allons* » jusqu'à Léo Ferré et sa chanson « *Avec le temps* » en passant par les romans de Marcel Proust et plus récemment ceux de Patrick Modiano. Sans oublier des textes autobiographiques comme ceux d'Annie Ernaux. Le temps est un compagnon étroitement proche de chacune et de chacun d'entre nous. On peut d'ailleurs se demander qui accompagne qui. Est-ce le temps qui accompagne et jouxte sans cesse la personne ou est-ce la personne qui trottine inlassablement à côté du temps ? Le temps, cette réalité, cette notion vaste, à spectre large et à géométrie variable… Il y a le temps des poètes et des écrivains. Il y a le temps de notre quotidienneté à toutes et à tous. Il y a le temps objectif de la mesure et de la science, si important aujourd'hui pour la description physique de l'univers via notamment les théories de la relativité. Il y a encore d'autres acceptions du mot « temps ». Ainsi sa signification météorologique (le temps qu'il fait, beau temps, mauvais temps). Parfois le temps désigne l'époque, la période : dans des expressions comme *notre temps, les temps sont durs, le temps d'avant* ou *le temps d'après* et aussi l'*esprit du temps* qui renvoie à un ensemble à la fois prégnant et diffus d'idées reçues, de pensées à la mode, de schémas mentaux dominants –

l'esprit du temps qui renvoie en un mot à la doxa d'une époque. Remarquons qu'aujourd'hui, au matin encore du XXIe siècle et à l'ombre toujours du XXe, on s'y connaît en matière de doxa, d'esprit du temps et d'idées reçues !

L'exposé qui va suivre s'intéresse au vécu temporel des êtres humains. Pour commencer, demandons-nous comment, de prime abord, le plus souvent et au sein de notre vie quotidienne, se manifeste notre relation au temps. Elle se manifeste en général par le désir et/ou le besoin que nous avons de savoir l'heure qu'il est, c'est-à-dire par notre désir et/ou notre besoin de situer le moment présent à l'intérieur d'un intervalle en l'occurrence de 24 heures. Il s'agit donc de se repérer *dans* le temps, de s'y *localiser*. Mais est-ce bien de temps dont il est question ? S'agit-il là vraiment du temps *en lui-même* ? Pas exactement. Car, depuis belle lurette (et, comme disait quelqu'un, *la belle lurette c'est vieux*), depuis les origines, connaître l'heure consiste *ipso facto* à quantifier et à objectiver le temps sous une *forme spatiale*. Avec les clepsydres, ces pendules à eau de l'Antiquité, et avec les sabliers on mesurait les durées grâce à des volumes d'eau ou de sable qui par simple effet de gravité passaient du haut de l'appareil au bas de l'appareil, c'est-à-dire d'une zone de l'espace à une autre zone de l'espace. Avec les cadrans solaires c'était l'emplacement de l'ombre sur une surface qui indiquait le moment de la journée. Plus tard c'est le mouvement oscillatoire d'un pendule, et donc son positionnement successif dans l'espace, qui a permis de matérialiser et de mesurer l'écoulement du temps. De nos jours, lorsque vous lisez l'heure, cet écoulement est en général représenté par le mouvement, le déplacement, le positionnement d'une ou plusieurs aiguilles sur un cadran de montre ou d'horloge, c'est-à-dire sur une petite partie de l'étendue spatiale. S'il n'y a pas d'aiguille, des chiffres s'affichent alors directement sur un écran. Les différentes unités de mesure désignent en fait des *distances*. Ainsi l'heure correspond au tour complet du cadran effectué par la grande aiguille. Tandis que la minute, la seconde, la tierce, la milliseconde, la microseconde, la nanoseconde correspondent à des mouvements et à des déplacements de plus en plus minuscules. Quant aux unités du temps astronomique, elles recouvrent des distances considérables, vertigineuses. Par exemple l'année-lumière représente la distance franchie en une année par la lumière qui parcourt 300 000 kilomètres à chaque seconde. Bref, même si nous le percevons peu ou pas du tout, il s'agit ici d'un temps spatialisé et quantifié. D'ailleurs, tout se passe comme si le langage recélait une connaissance diffuse et implicite de ce qui nous anime et nous oriente, cette humaine propension à penser et exprimer le temps en termes d'étendue et de quantité se retrouve dans certaines expressions langagières (*quantité de temps, espace de temps, longueur de temps, intervalle de temps)*. Déjà signalée et interrogée par le philosophe Henri Bergson, cette spatialisation – tout à fait légitime, pertinente et productive en recherche scientifique – culmine avec la physique moderne et son concept très mathématique d'*espace-temps* qui conjoint, associe et réunit indissolublement les coordonnées spatiales et les coordonnées temporelles pour décrire et systématiser l'univers, ses masses matérielles et leurs dynamiques.

Sans contester le bien-fondé scientifique et l'utilité pratique de cette objectivation, on peut raisonnablement se demander si cet abord quantitatif et spatialisant est la seule approche possible du temps. La réponse tient en deux mots : certainement pas. Aussi et en bonne logique, une mise à distance de cette conception objectiviste s'impose, un *pas de côté* mental et intellectuel par rapport au temps quantifié des durées mesurables que les anciens Grecs nommaient

« chronos ». Loin de déboucher sur une récusation stupide des contenus scientifiques, ce décalage par rapport au *chronos* élargit notre rationalité, étoffe la notion même de temps et intègre le ressenti des sujets. Authentiquement phénoménologique car elle consiste à observer sans idée reçue ce qui se montre, se passe, se vit, cette attitude illustre la méthode *épochè-réduction* centrée ici sur le thème et la réalité du temps. À mon avis, plutôt que de répéter savamment les mots *épochè* et réduction, il est beaucoup plus important de discerner clairement ce dont il est question et qu'on peut résumer de la manière suivante. *Je laisse le temps venir à moi mais dépouillé des idées reçues que j'ai sur lui, dépouillé de ce que mon fonctionnement mental et intellectuel lui surajoute. Mes champs sensoriels se déploient…* Oui, et il s'agit foncièrement de cela, je perçois le temps. J'éprouve son passage. Je ressens son écoulement, sa fluence, sa présence toute concrète bien que mes mains ne le touchent pas. Car le temps est là, bien là, sans détour ni construction intellectuelle : continu, irréductible, irréversible, évident. Pourtant, et ce *pourtant* pèse d'un poids considérable, l'accès au vécu temporel dans son ampleur n'est ni aisé ni garanti. Un environnement socio-culturel largement rythmé par les soucis (soucis de l'avenir, de la performance, de l'avoir et du pouvoir) laisse peu de place et peu de disponibilité aux personnes pour accueillir dignement le temps *tel quel* et en lui-même. Davantage considérée comme un voisinage imposé que comme un compagnonnage profond, puissant et fécond, l'omniprésence du temps est reléguée dans un angle mort à l'écart de nos préoccupations, de nos attentions, de nos actions, de nos intentions. « *La profondeur lisible, intelligible, du temps a été effacée par le moutonnement d'une actualité redondante et informe* » constate le romancier Olivier Rolin. La perception du temps, la sensation de sa fluidité, le sentiment intime d'une durée pure chère à Bergson et qui n'en finit pas, tout cela s'amenuise jusqu'à s'estomper carrément au profit d'un savoir théorique. Ce savoir institué et préconçu formate le temps et le divise en trois instances rigides passé-présent-avenir. On le représente volontiers sous l'aspect d'une ligne unidirectionnelle faite d'une multitude d'instants punctiformes qui se suivent à la queue leu leu. Rappelons qu'en mathématiques les points constitutifs d'une ligne n'ont pas de dimension. Sous un pareil éclairage le présent paraît sans consistance, privé de chair et de vie, coincé entre des territoires passés et une zone de futur. Cette inconsistance conduisit Saint-Augustin à conclure que la notion de temps est étrange, insaisissable, rebelle à la réflexion puisque le passé *n'est plus,* l'avenir *n'est pas encore* tandis que le présent *apparaît et disparaît, naît et meurt, au même instant*.

Cependant cette sentence de Saint-Augustin doit être discutée et très fortement relativisée. En effet quelle valeur accorder ici au terme *instant* et à l'expression *instant présent* ? Cette formule est-elle adéquate au vécu temporel des humains ? Aucunement. Issu de l'abstraction, promu par les sciences positives, utilisé par les techniques de mesure qui quantifient et qui divisent, le concept d'instant véhicule l'idée toute formelle d'une immédiateté *absolue* et celle-ci se situe aux antipodes de notre réalité humaine. Elle contredit le simple fait que les choses durent et implicitement la notion même de durée. Or, qu'on l'examine ou qu'on l'ignore, le présent suppose et implique la *présence* d'un sujet vivant, conscient, interagissant avec un monde et existant actuellement. Cet *actuellement* n'a rien à voir avec une immédiateté, une instantanéité, absolue. Éclairé sous ce jour le présent ne peut plus être regardé et décrit comme un point sans dimension, sans épaisseur, sur une ligne fictive. Aussi et au lieu d'évoquer un instant minuscule, désincarné, inconsistant et finalement mythique, observons sans a priori le *moment* présent tel qu'il se donne et tel qu'il se vit. Nos pratiques à médiation corporelle nous le permettent et nous y invitent. Car, point décisif rappelé dans le texte d'introduction au congrès, ces pratiques sont également à médiation temporelle. Le moment présent y occupe une place centrale et première. Il ne ressemble pas à un instant infinitésimal qui adviendrait et disparaîtrait simultanément. Il a un poids, un volume, une densité, une résonance, un relief, une durée. À la fois état de conscience et bouffée de vie, il s'étend simplement et basiquement dans toute la largeur de sa propre présence. De même qu'il échappe à l'étendue géométrique, le moment présent échappe au temps objectivé des montres et des horloges classiques ou atomiques. Il se dérobe à ce temps indexé sur l'espace et sur ses quantités. Le moment présent est là, avec nous, en nous, pour nous, aussi vital et essentiel que notre chair, notre souffle ou nos contacts avec autrui. Mais nous sommes tellement dispersés et tellement émiettés dans une foule de préoccupations, de tâches à accomplir, de buts à atteindre, de difficultés, que nous ne prenons pas vraiment ou pas pleinement conscience de notre rapport permanent au présent. Aussi des expériences nouvelles, des situations apaisées et apaisantes, des phases nombreuses de profonde concentration passive, toutes ces choses qui abondent au long de nos pratiques sophrologiques sont très propices à un retour vers le vécu immédiat. Au fil de la séance et des séances, entre le bord du sommeil et l'activation d'un corps en mouvement, au fur et à mesure de sensations bienfaisantes, charnelles et pleines d'images mentales, le sujet rejoint sa simple existence. Loin du temps prérequis des tensions, des impatiences et des chronologies. Quand l'être humain *prend le temps*, alors son temps fondamental (sa temporalité propre) apparaît en pleine lumière.

Vivre pleinement le moment présent, c'est s'y glisser, s'y répandre, s'y découvrir. C'est penser *autrement* les rapports pénétrants qui arriment au présent le passé et le futur. « *Le présent inclut en lui ce qui vient tout juste d'avoir lieu et ce qui est sur le point d'arriver* » écrit Husserl dans ses *Leçons sur la conscience intime du temps*. Mais l'idée d'un temps en soi, se diffusant d'instant minuscule en instant minuscule et finalement composé de trois régions séparées, de trois zones distinctes, est si profondément ancrée dans nos cervelles que la phrase de Husserl peut étonner, déconcerter ou choquer. Elle se fonde pourtant sur une observation intense du moment présent que la phénoménologie appelle *présent vivant* (et qui se trouve d'ailleurs à la base et au cœur de la psychiatrie phénoménologique). Ce lieu de vie et de conscience ne peut pas être regardé comme un objet fini et délimité à l'instar d'une chose matérielle. Il ne peut pas être pensé comme un objet plus ou moins distant, c'est-à-dire plus ou moins séparé des autres objets. La permanence du moment présent, qui se tient toujours et forcément là, n'a rien d'une immobilité ou d'une fixité. Elle est conjointement continuité, flux, devenir, durée, coprésence. Entre le présent et le moment d'avant, celui qui l'a immédiatement précédé, il n'y a aucune rupture radicale, aucune frontière hermétique, aucune discontinuité, aucune imperméabilité. Pareillement le moment d'après, celui de mon futur le plus proche, n'est pas séparable du présent au flux duquel il appartient *déjà* tandis que mon passé immédiat lui appartient *encore*. La compréhension du temps vécu exige que nous sortions des catégories classiques, des schémas routiniers et des oppositions tranchées… Cette intimité des relations entre passé, présent et avenir concerne aussi les souvenirs et l'anticipation du futur. Épisode fort connu, Marcel Proust adulte en train de savourer une madeleine trempée dans du thé éprouve une sensation envahissante :

une sensation de joie puissante au cours de laquelle il cesse, écrit-il, de se sentir « *médiocre, contingent, mortel* ». Cette sensation lui rappelle intensément celle qu'il éprouvait enfant chez sa tante Léonie quand il mangeait une madeleine trempée dans du thé ou dans du tilleul. S'agit-il là vraiment d'un retour, d'une remontée vers et dans le passé ? Ce sont en fait des images et des scènes du passé qui prennent leur place, toute leur place, dans le présent vivant de Marcel. Celui-ci, visitant ce passé ou croyant le visiter, ne fait pas autre chose qu'étoffer et élargir sa situation actuelle. En ce sens le passé habite le présent… Autre illustration. Quand en fin de séance, pendant la phénodescription, le sophronisant met en mots son ressenti, il ne revient pas en arrière. Il ne rétrograde pas. Il ne refait pas à l'envers le trajet imposé par Chronos et sa loi de la succession. Il s'ouvre à la plénitude de son moment présent, à cette globalité fluente qui intègre *maintenant* les fragments d'un passé très récent devenu révolu. Se souvenir consiste toujours à faire l'expérience actuelle de ce qui n'est plus… Pareillement imaginer des événements ou des scènes, qui adviendront ou peuvent advenir, cela ne consiste pas à quitter le présent mais à lui adjoindre ce qui, aujourd'hui à venir, sera ultérieurement ou pourra être ultérieurement. Cette ampleur du présent n'enlève rien au futur qui a et aura toujours la consistance du possible et de l'incertain jusqu'à ce qu'il devienne du présent à son tour. À nous de ne pas oublier cette indétermination essentielle de l'avenir. « *Mes pensées doivent m'indiquer où je suis mais elles ne doivent pas révéler où je vais. J'aime l'incertitude sur l'avenir et je ne veux pas périr pour avoir été impatient et avoir goûté d'avance aux choses promises* » écrit Nietzsche dans *Le gai savoir*.

Après le temps objectif de la science et de la mesure, après l'expérience subjective du présent vivant, j'évoquerai très vite la dimension *ontologique* du temps. Est ontologique ce qui se rapporte à l'*être*, c'est-à-dire au simple fait que les choses, au sens large et à commencer par soi-même, *sont*. Pendant longtemps les notions d'être et de temps ont entretenu une relation antagoniste et conflictuelle. En effet la tradition considérait l'être comme une pure catégorie logique, comme un pur concept cristallin en quelque sorte et surplombant de très haut le devenir, la vie et le temps qui lui est inhérent. Ceci jusqu'à ce que, au cours du siècle dernier, une approche différente se déploie. L'être n'y est plus conçu comme une pure catégorie logique, comme un pur concept largement à l'écart de notre réalité humaine. Il est pensé à partir de l'existence et de ses situations, c'est-à-dire à partir de notre temporalité qui en est le marqueur. Comme le suggère le titre du livre de Heidegger « *Être et Temps* », l'être et le temps s'impliquent l'un l'autre. Ils sont consubstantiels. Si chaque sujet humain peut constater que les choses sont, si donc il peut *poser l'être*, c'est bien que cet humain existe ou, dit autrement, c'est bien que sa présence est là foncièrement temporelle.

L'exposé proprement dit est terminé. Permettez-moi d'y ajouter trois courts poèmes en forme de haïku japonais, c'est-à-dire comprenant chacun trois vers brefs. Il s'agit bien sûr du temps avec en écho l'expérience sophrologique. Les voici.

Au seuil d'un sommeil
Corps étendu sous les mots
Le temps clair obscur,

Lourdeur et chaleur
Ici la voix est sagesse
Un moment de grâce,

Entouré de ciel
Un nuage passe et glisse
Le présent scintille.

LE TEMPS, AU CŒUR DE L'ASSOMPTION DU SUJET, DE SA PERCEPTION À SES « AVATARS » PSYCHIQUES

Anne GALOUZEAU DE VILLEPIN

Introduction

Entre travail de deuil et émergence phénoménologique, l'histoire ?

La dimension première du temps vécu par tout un chacun est d'abord celle d'une durée, depuis notre conception jusqu'à l'heure de notre mort : une chronologie qui nous saisit dans l'inéluctable, cette flèche inexorable, ce temps qui fuit, sans marche arrière possible.

Alors, la vie n'est-elle qu'un travail permanent de deuil, vivre pour apprendre à mourir ?

La phrase est attribuée à Bouddha, mais aussi, peut-être teintée d'humour noir, à Hector Berlioz :

« *Le temps est un grand maître, le malheur, dit-on, est qu'il tue ses élèves* »

Pierre Corneille se faisait peut-être plus spectateur, voire « à-temps-tiste », en formulant que :

« *Le temps est un grand maître, il règle bien des choses* »

La première citation nous invite à nous questionner sur ce que nous apporte le déroulement de notre existence, même si, formule assez proche : « *Ah, si jeunesse savait, si vieillesse pouvait* » en souligne les contradictions.

N'est-ce pas l'angoisse de la mort qui nous fait sans cesse courir après le temps ?

Mais, tout de même, la phénoménologie n'est-elle pas déjà au cœur de cette émergence à la conscience de ce que nous pouvons faire de notre temps ?

Puis vint Freud et la découverte de l'inconscient, qui vient questionner notre « libre arbitre » conscient : « *Le Moi n'est pas maître en sa maison* ».

Pourtant, bien avant lui, Protagoras (Ve siècle av JC) avait bien perçu le caractère volontiers trompeur de nos perceptions, la relativité des apparences, et la puissance de nos émotions et de nos besoins de croire[1] : « *L'homme est la mesure de toute chose : à propos des choses qui se manifestent à lui, il pense et juge qu'elles sont vraies. À propos des choses qui ne se manifestent pas à lui, il pense et juge qu'elles ne sont pas vraies* ».

Le temps et son organisation, entre Nature et Culture

Quand la flèche linéaire du temps se mesure cette fois-ci à l'existence de l'univers (13 milliards d'années environ), ou à l'aulne de l'évolution des espèces ou *phylogénèse* (400 millions d'années environ), et non plus à notre courte

---

[1] MOUKHEIBER Albert, *Notre cerveau nous joue des tours*, éd. Allary.

existence individuelle, notre champ de conscience s'étend vers l'infini, dans le temps comme dans l'espace.

Nous sommes pourtant à chaque instant tentés d'adhérer sans recul aux évènements majeurs auxquels la vie nous confronte ; dans l'après-coup, en se remémorant les évènements tragiques du 7 octobre 2023 en Israël, comment ne pas s'interroger sur la nécessité d'un silence, celui de la sidération face à l'indicible horreur. Le fil des jours nous réinscrit dans une démarche phénoménologique dont émergent toute la complexité et les contradictions du monde, dans une nécessaire suspension de tout jugement prématuré.

Freud soulignait combien cet écoulement inéluctable du temps, s'il est parfaitement objectivable par la mesure de l'écoulement de l'eau d'une clepsydre ou d'une horloge à billes, est avant tout une construction intellectuelle consciente mais soumise aux limites de nos perceptions, et encore bien davantage aux donneurs de temps, notamment sociaux.

En effet, si notre horloge interne principale est celle de la température – dans les expériences en libre cours (dans les grottes par exemple), les endormissements surviennent quand la température baisse, nos rythmes personnels (endogènes) – souvent plus longs que les cycles exogènes organisés, eux, sur 24 heures, sont en permanence rappelés à l'ordre par les synchroniseurs sociaux, repas, rendez-vous, rythmes scolaires, professionnels… sans lesquels la vie en commun ne serait pas possible.

Cette construction du temps, entre objectivité de ses mesures et subjectivité de ses perceptions, est un chemin long et fragile au cours des premières années de la vie, et la première à se troubler en fin de vie. Mais, d'emblée, cette ontologie du temps se développe en constant conflit entre l'individu et le collectif, construction où l'altérité vient questionner le grand Autre comme Maître du Temps ?

Le temps et la psychanalyse

1. La flèche linéaire du temps, son écoulement inexorable, permettent, comme en sophrologie, de structurer la temporalité des séances, leur durée, leur répétition…

Lacan va développer et surtout analyser ce temps encore *logique*, avec sa phrase célèbre :

L'instant de voir... le temps pour comprendre… le moment pour conclure.

Cette *vectorisation de la séance mais aussi de la cure* va superposer, au temps qui s'écoule, une *valeur qualitative* aux étapes de son déroulement : le temps apparaît ici comme ***opérant*** dans le travail psychanalytique.

Ainsi :
L'instant pour voir ou la surprise et l'émotion du phénomène qui nous apparaît… une **catharsis** ?
Le temps pour comprendre ou la perlaboration ?
Le moment de conclure, cette césure, interruption qui laisse en suspens l'ouverture, le trouage imposé par le signifiant ?
…vers **l'après-coup** ? Hors séance… à tout moment !
Mais ce moment logique sous-tend également, tout au long du développement individuel, **le processus de subjectivation** de l'enfant, de l'adolescent… le travail de toute une vie sans doute.

Ce processus de subjectivation ou d'assomption du Je en constant devenir...

2. L'histoire de la psychanalyse est d'abord celle d'un affranchissement à l'égard du temps

Sigmund FREUD (1856-1939) l'a abordé dans son œuvre majeure, « *L'interprétation des rêves* » (1900), en soulignant que « *Les processus du système inconscient sont intemporels, c'est-à-dire qu'ils ne sont pas ordonnés dans le temps, ne sont pas modifiés par l'écoulement du temps, n'ont absolument aucune relation avec le temps* ». Et l'on peut en dire autant de l'espace.

Ce n'est que beaucoup plus tard que les différents courants de psychanalyse se sont véritablement penchés sur le temps en psychanalyse, ou plutôt ses différentes figures et les mécanismes de son œuvre, comme en témoignent quelques références majeures :

Nicolas ABRAHAM : 1962. « *Le temps, le rythme et l'inconscient. Réflexions pour une esthétique psychanalytique* », dans *L'écorce et le noyau*, 1987

René ROUSSILLON, 1997 : « *Construire le temps* »

François DUPARC, 1997 : « *Le temps en psychanalyse. Figures et constructions* »

Pour Conrad STEIN (1924-2010), psychiatre français d'origine allemande, le temps sera un point d'intérêt central dans l'ensemble de son œuvre, comme le présentera Patrick-Ange RAOULT en 2006 : « *Temporéisation, temporalité et temporalisation en psychanalyse* » *Les figures du temps dans l'œuvre de Conrad Stein.*

Pour faire simple, trois notions s'en dégagent :

Temporalité : le temps chronologique issu de l'autoreprésentation du préconscient, temps objectivé,

Temporéisation : entre intemporalité des vœux infantiles et réalité historique fantasmatique,

Temporalisation : l'inscription psychique dans le temps, travail de signifiance et de dégagement des identifications imaginaires, de l'imaginaire au symbolique. Cette inscription psychique dans le temps ne peut provenir que du rapport à l'Autre, c'est donc de la confrontation à l'altérité que surgit la subjectivation, l'ipséité temporelle – et spatiale – du Moi, et ses enjeux ; s'agit-il de n'être que le simple ordonnateur de son *destin* - subi ? Ou le Sujet de son *histoire* – choisie *?*

L'inconscient se trouve ainsi traversé de manière dialectique entre :

- d'une part son a-temporalité d'emblée repérée par Freud, entre autres dans les rêves,

- et d'autre part, ce travail de temporalisation à l'œuvre dans l'assomption du Sujet.

Freud n'est-il pas en avance sur son « temps » en s'affranchissant aussi radicalement de la notion de temps ?

Soit l'on considère que son *Interprétation des rêves* est une forme d'auto-analyse, Freud, devant le caractère incompréhensible et absurde des rêves, affirme entrer en opposition avec les théories scientifiques car elles n'ont accès qu'aux signes somatiques des rêves. Sa préoccupation principale est en réalité de les interpréter et d'en trouver le sens caché : « ***le formuler par quelque chose qui prend sa place dans la chaîne de nos actes psychiques et en constitue un maillon possédant toute son importance et toute sa valeur, à égalité avec les autres*** ».

Face aux rébus sonores et visuels des signes du rêve, Freud ébauche ici ce que sera le concept de signifiant / signifié, image sonore synchrone du concept :

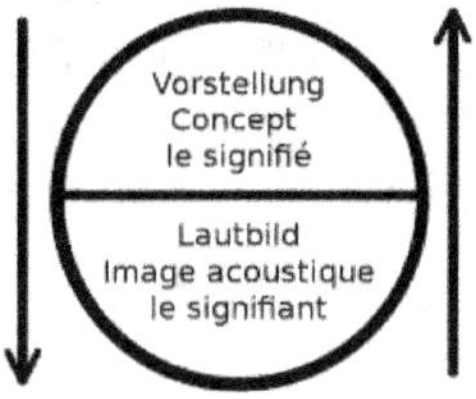

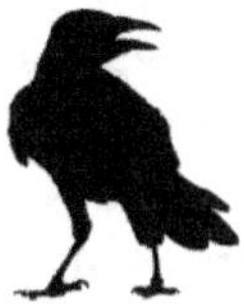

Le *corbeau* ?
ou
Le *beau corps* ?

Ou encore
Le *nom du père* OU le *non-dupe erre* ??

Ce qui fera dire à Lacan : « ***L'inconscient est structuré comme un langage*** ».

Freud abordera la question du temps par la mémoire comme contenu du temps passé.

C'est au travers des névroses de guerre qu'il découvre l'importance des pulsions de mort qui s'expriment au travers des compulsions de répétitions, ce qui le conduira à privilégier le rôle de la mémoire et celui de l'oubli, entre :

- Souvenirs envahissants et récurrents des compulsions de répétition ?
- Temps figé en strates ou en boucles douloureuses rétrécissant le champ de conscience ?
- Oubli partiel du refoulement ? Ou effacement total de la forclusion ?
- Que pourrait nous dire la mémoire implicite de l'inconscient du temps ? Et du refoulement ?

En séance, nous sommes ainsi traversés par divers temps entrecroisés :

- Ces temps qui ne passent pas, qui ne cessent pas – motions pulsionnelles
- Ce temps qui passe, celui de la réactualisation, en ***présence*** de l'analyste

Le transfert actualise ce qui ne cesse de venir sans avoir lieu

3. Le dispositif psychanalytique est un dispositif de temporalisation, d'inscription du psychisme dans le temps, et ce dès le développement de l'enfant, dont **l'entrée dans le JE symbolique** se fait par le jeu des différences – du jeu au Je, pour reprendre l'expression de David Bernard.

Le stade du miroir (Lacan, 1949) : au-delà de la première découverte de son image corporelle qu'il peut tester par les effets de ses mouvements dans le miroir, l'enfant découvre une double image maternelle, celle – réelle – qui le porte, et son image dans le miroir, portant sa propre image ; et il va jouer de l'une à l'autre.

- L'instant du regard, c'est l'effet de surprise.
- Le temps du jeu est utile pour tester les mouvements de chacun et leurs interactions et commencer à comprendre entre réalité et image, avec ce que permet la distance du « je vous vois » qui marque la différence sans la perte.

Le jeu de la bobine (Fort-Da, Freud, 1920, « *Au-delà du principe de plaisir* ») :

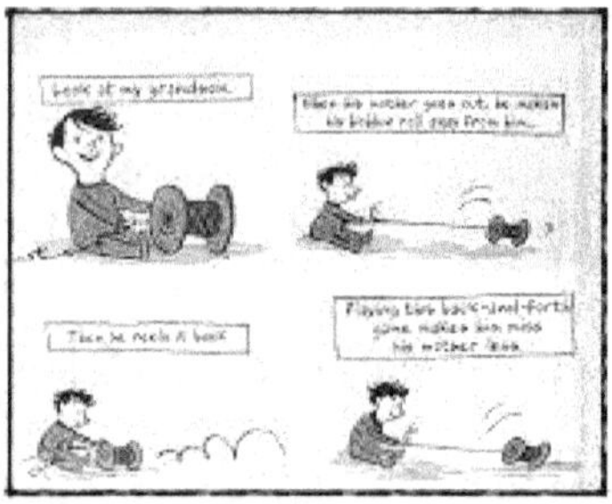

Son petit-fils Ernst commence à symboliser l'absence et le retour de sa mère, représentée par une bobine dont il garde une maîtrise rassurante. Elle est partie mais elle va revenir, c'est la permanence de l'objet[2].

[2] img : https://twitter.com/lacancircle/status/1362686571875422210.

Il peut dès lors se rassurer face à l'angoisse de mort, accédant à la fois à

- la **temporisation**, acceptation du délai de l'attente maternelle : l'objet de son désir est absent, mais elle reviendra, il reste donc vivant,
- et à la **distance** qui sépare pour signifier la différence sans la perte, cette altérité subjectivante qui défusionne la symbiose mère-enfant.

Et tout ceci s'opère e**ntre corps, espace et expérimentation motrice,** sous le regard de la « mère » (figure maternelle) : ceci ne souligne-t-il pas, pour les sophrologues, l'importance du mouvement des relaxations dynamiques, entre créativité et psychopathologie, comme l'a bien décrit Jean BERGÈS dans « *Le corps dans la neurologie et la psychanalyse, Leçons cliniques d'un psychanalyste d'enfants* », 2016, Ed. Erès.

Alors, « Ô temps, suspends ton envol »[3] ?

En psychanalyse, alors que la flèche linéaire du temps s'écoule inexorablement, le temps se trouve comme suspendu dans la conscience que nous en avons ; il est en effet « dans l'entre-parenthèses du transfert », tout simplement parce qu'il est le maître d'œuvre d'une rencontre de diverses temporalités entremêlées :

Le passé, qui n'est pas l'histoire, devient présent, chaque fois recommencé et chaque fois différent, entre imaginaire, réel et accès à la symbolisation.

Ce qui surgit du préconscient et de l'inconscient, pourtant défendu et masqué, a-temporel, est l'expression du désir du Sujet qui tente d'émerger à la conscience et de s'inscrire dans l'histoire personnelle réactualisée.

Cette suspension du temps est le lieu de cette rencontre, comme un espace de travail où vont s'entrecroiser ces

[3] LAMARTINE Alphonse de, « *Le lac* », Méditations poétiques.

multiples dimensions, on pourrait ainsi parler d'un espace psychique de perlaboration.

Entre similitudes ou différences, décalages, non-dits… un espace s'ouvre qui, comme dans le jeu de la bobine, permet de mettre une distance structurante qui permet au Sujet de s'identifier comme tel, en « purgeant le désir jusqu'au fond du bol », sans méconnaître le réel de la castration.

Le futur est ici un ***advenir***, celui d'un sujet en devenir...

Ne s'agirait-il pas d'accepter de perdre le temps dans sa fuite inexorable, pour mieux le retrouver en substance ? Un lâcher-prise de la forme et sa mesure, au profit de son contenu ?

Le présent n'est-il que l'instant insaisissable de la transition entre ce qui appartient déjà au passé et le futur sans cesse inatteignable ?

Pourtant, notre ancrage corporel nous rappelle sans cesse à la permanence de notre présence dans cette continuité fugitive.

Si l'écoulement inéluctable du temps est une réalité objective qui nous est donnée par notre confrontation aux autres, peut-on parler de fuite du temps ? Ou plutôt d'un trouble de nos représentations du temps, au détriment de son contenu ?

Dans l'ici et maintenant, la notion de vivance d'un présent qui se prolonge dans la perception des ressentis n'est-elle pas, pour reprendre l'expression de Francis Wolff, donner de ***l'épaisseur au maintenant***[4] ?

Et la sophrologie dans tout ça ?

Les sophrologues ne sont pas des psychanalystes, ils ont cependant à en savoir quelque chose :

---

[4] WOLFF Francis, *Le temps du monde : une étude de métaphysique descriptive*, Ed. Fayard.

La relation d'aide est aussi une relation de transfert.

Et, il est important de le souligner, c'est aussi une approche phénoménologique de la subjectivation.

Quand la voix du sophrologue s'éteint, n'est-ce pas là que tout commence ???

Ce point d'orgue, ce maintenant qui dure… Et qui n'appartient en propre qu'au sophronisant ?

Que penser de cette proposition : « ***Fais de moi ce que Je veux ???*** »

Ne s'agit-il pas, là aussi, d'ouvrir, dans une suspension du temps, un espace de travail psychique ?

Un même espace du « temps pour comprendre », au gré de ce qui émerge dans notre conscience, qu'il s'agisse d'une séance de psychanalyse ? De nos propres rêves ? Ou d'un temps de méditation ?

Toutes ne sont-elles pas des périodes d'intense activation du *Réseau par défaut*, ce « trou noir du psychisme » ouvert à tous les possibles ?

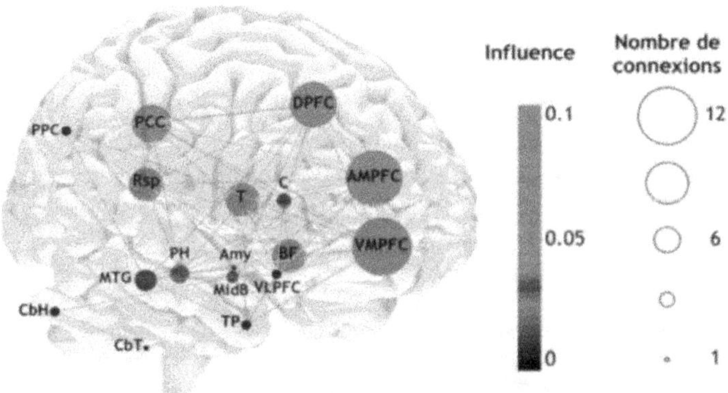

https://www.insb.cnrs.fr/fr/cnrsinfo/un-nouveau-modele-du-reseau-cerebral-du-mode-par-defaut[5]

[5] Alves PA, Foulon C, Karolis V, Bzdok D, Margulies DS, Volle E & Thiebaut de Schotten M, An improved neuroanatomical model of the

Ce sentiment océanique de notre liberté de créativité, mais dans le respect du cadre – séance, corps, conscience…

Mais, quelles que soient les situations, parler de l'inconscient du temps, n'est-ce pas reconnaître que

« ***L'inconscient, ce sont les Autres*** »

Alors, quand Charlie Brown dit à Snoopy : « *Un jour, nous allons tous mourir* », ce dernier lui répond : « *Oui, mais tous les autres jours, nous allons vivre* ! »

Au fond, n'est-ce pas retrouver, dans l'a-temporalité de l'inconscient remarquée par Freud, cette suspension du temps qui se donne dans toute son essence signifiante, cette vivance d'un instant présent continu qui seule permet l'émergence et l'assomption du Sujet en perpétuel advenir ?

Pour ceux qui souhaitent approfondir le sujet :

LE POULICHET Sylvie, *L'œuvre du temps en psychanalyse*, Petite bibliothèque Payot, 1987

---

default-mode network reconciles previous neuroimaging and neuropathological findings, Nature Communications Biology 2019. DOI : 10.1038/s42003-019-0611-3.

LES DIMENSIONS DU TEMPS

Richard ESPOSITO

La réflexion sur le temps est inhérente à celle sur la conscience et l'existence. La conscience du temps est un courant, un flux pour parler comme Husserl, fondateur de la phénoménologie. Il s'agit en l'occurrence d'un flux d'impressions, de sensations, d'émotions, de sentiments, de pensées. Tous ces phénomènes, à la fois psychiques et somatiques, s'écoulent et se succèdent dans ce que nous appelons le temps.

Le temps constitue sans doute la dimension fondamentale de notre existence : nous ne pouvons pas faire sans lui. À ce titre, toute notre intériorité est traversée par l'expérience du temps : la nostalgie, le remords par exemple nous rappellent notre passé ; l'ennui immédiat, notre présent ; l'attente, le projet, notre futur. Nous sommes donc des êtres temporels.

Le discours du sophronisant mentionne cette temporalité. Il peut verbaliser en l'occurrence à partir du présent, ce qu'il ne peut dépasser et qu'il ressasse ; il peut évoquer aussi ce qui le préoccupe dans son futur et qu'il ne peut solutionner ; il peut enfin exprimer son incapacité à vivre pleinement l'instant présent, tellement il se sent psychiquement encombré et inquiet, tout en ayant conscience de somatiser.

Il existe deux manières immédiates de définir le temps : l'une mathématique, l'autre existentielle.

D'un point de vue mathématique, le temps est une période qui s'écoule entre deux moments, l'un antérieur, l'autre postérieur. À partir d'unités de mesure, nous pouvons évaluer cette période en seconde, minute, heure, jour, semaine, mois, etc. Nous faisons ici référence à des quantités de temps.

D'un point de vue existentiel, le temps est ce changement permanent et irréversible qui transforme mon présent en passé, mon futur en présent et en passé. Sous cet angle, il ne s'agit pas de définir le temps objectivement à partir d'unités de mesure pour citer des quantités de temps ; il s'agit plutôt de définir subjectivement le temps en termes de vécus, donc de qualités de temps. Le sujet peut se concentrer sur lui-même, être conscient de sa manière personnelle, intime de vivre le temps qui passe. Le temps n'est pas ici ce qui se prouve scientifiquement, mais plutôt ce qui s'éprouve existentiellement. L'expérience temporelle de l'ennui justifie par exemple notre approche : il ne se résume pas à une mesure grâce à une montre mais il s'éprouve, comme l'impatience, l'attente, etc.

La sophrologie a la prétention de nous apprendre à vivre pleinement l'instant présent. Toutefois, le présent se réduit-il à sa seule dimension ? Dans quelle dimension du temps existons-nous vraiment ? Peut-on constater un ordre de priorité entre le passé, le présent et le futur ?

Priorité du passé

Sans que nous en ayons pleinement conscience, le passé est souvent pour nous prioritaire. Ce constat tient au principal caractère du temps, à savoir l'irréversibilité de son ordre.

De ce fait, mon rapport au temps n'est pas le même que celui de mon rapport à l'espace. Dans l'espace, mon rapport est réversible : je peux aller en train de Rennes vers Paris et de Paris vers Rennes. Lorsque je reviendrai vers Rennes, je serai dans le même espace mais plus dans le même temps. C'est ce que le philosophe antique Héraclite rappelle en affirmant dans ses *Fragments* que « *Ceux qui descendent dans le même fleuve se baignent dans une eau toujours nouvelle.* »

L'irréversibilité du temps peut me sembler positive en remarquant que j'accumule des expériences, des rencontres, des savoirs qui m'ont construit et continuent à me construire. Mais elle peut s'imposer à moi de façon négative, de par sa dimension souvent émouvante, parfois angoissante et même tragique. Le philosophe Louis Lavelle met en perspective la conscience de l'irréversibilité du temps dans son ouvrage *Du Temps et de l'éternité* : « *Le propre du temps, c'est de nous devenir sensible moins par le don nouveau que chaque instant nous apporte, que par la privation de ce que nous pensions posséder et que chaque instant nous retire*[1]. »

En somme, l'irréversibilité fait jaillir en nous l'expérience d'une privation d'être. Dans le temps, nous nous sentons souvent dépossédés de quelque chose. Exister, c'est aussi perdre : sa jeunesse, ses illusions, les êtres chers, etc. L'expérience inévitable de la perte nous expose à des deuils plus ou moins intégrés, plus ou moins dépassés. Notre équilibre dépendrait en partie de notre aptitude à accepter la perte. L'incapacité à l'admettre constituerait une cause de souffrance existentielle, qui résonne dans le discours de certains sophronisants.

L'expérience subjective du temps nous rappelle l'impermanence des choses, ce sentiment troublant qu'une

---

[1] *Du temps et de l'éternité* (1945), Éd. Aubier Montaigne, p 126.

existence vaut une fois pour toute, lequel se traduit par « l'accent du jamais plus ». Ce constat d'une vie qui se résume à elle-même peut entraîner chez certains une posture négative. Celle-ci s'exprime à travers le « À quoi bon ? ». À quoi bon s'engager ? À quoi bon s'investir puisque la mort est notre destin inéluctable et que tout sera très vite oublié, à commencer par nous-mêmes ? Le « À quoi bon ? » révèle alors l'absurdité de notre existence dans le temps et même une forme d'impuissance existentielle. Des sophronisants traversent ces prises de conscience négatives. Ils verbalisent l'idée d'une perte de sens existentiel et corrélativement un manque d'exister.

Nous vivons en permanence dans une contradiction qui priorise le passé : le passé n'est plus, mais nous ne pouvons pas faire comme s'il n'avait jamais été. Il se maintient en nous positivement ou négativement par le jeu subtil de notre mémoire. Il s'impose à nous à notre insu. C'est ce que Marcel Proust décrit dans *À la recherche du temps perdu* et qui justifie la puissance de son œuvre. Si Freud n'a jamais rencontré Proust, les deux œuvres de ces auteurs font inévitablement écho. Dans le fond, elles cherchent à mettre en perspective l'édifice complexe de la mémoire, que la psychanalyse aborde sous l'angle du traumatisme.

En sophrologie, nous pouvons justifier par exemple l'intérêt des techniques courtes du passé comme la Sophro-mnésie libre (SMnL), la Sophro-stimulation mnésique (SSMn). En tant que sophrologue, il s'agit de toujours rester prudent par rapport à l'évocation d'un passé trop lointain. Nous proposons au départ la Relaxation dynamique du premier degré (RD1), des techniques courtes du présent, et nous observons par la suite avec des techniques du passé comment le sophronisant réagit par rapport à l'évocation d'un passé proche. Il peut parfois prendre conscience que malgré les blessures subies du passé, il a une capacité à se créer des souvenirs positifs sur la base d'un passé plus ou moins récent. Ces techniques lui montrent qu'il a en partie la main sur un passé qui se construit au fur et à mesure de son existence.

Priorité du présent

Quelle que soit l'importance du passé, le présent occupe malgré tout une place centrale.

Tenons compte du schème tridimensionnel, passé, présent, futur. Nous existons dans les trois dimensions à la fois sans en avoir conscience, avec un ordre de priorité. Le présent est constamment ma position, à partir de laquelle se vit l'expérience immédiate. Il est toujours au premier plan et le passé et le futur, toujours présents, n'ont qu'un statut d'arrière-fond.

Dans *Leçons de phénoménologie sur la conscience intime du temps*, Husserl justifie cette démonstration. Le présent est en permanence ce que le fondateur de la phénoménologie appelle le *nunc stans* en latin, le maintenant (maintenant debout), le présent vivant. Le présent est la dimension de l'attention immédiate. Vous êtes par exemple plus ou moins attentifs à ce que je cherche à justifier. Mais ce que j'évoque présentement prend sens pour vous en fonction de ce que vous avez retenu (la mémoire) et en fonction de ce que vous attendez (la prédiction, l'imagination). Ce que je perçois immédiatement se définit toujours à partir de ce que je retiens du passé et de ce que j'attends du futur.

Ce que je retiens, Husserl l'appelle rétention. Ce que j'attends, il l'appelle protention. Cet objet devant moi que je n'ai jamais vu et auquel je suis attentif est perçu en fonction de ce que je connais de lui (la rétention) et en fonction de ce à quoi il peut servir selon moi (la protention).

La note musicale à laquelle je suis attentif dans une mélodie dépend de celles que j'ai entendues et de celles que j'attends. Une mélodie est donc un tout. Chacune de ses phases constitue une partie précise mais ne peut être dissociée des autres. Je suis attentif à une scène dans un film parce qu'il y avait un avant et qu'il y aura un après. En l'occurrence, je peux plus faire confiance à ce que je retiens dans un bon film à suspense, plutôt qu'à ce que j'attends. La force de ce genre de film repose sur le fait de nous surprendre en permanence, à partir d'une nouvelle scène que nous n'attendions pas.

Nous pourrions justifier les premières techniques que nous faisons en sophrologie. Il s'agit toujours de commencer par des approches qui favorisent la possibilité d'élargir notre sens du présent, par le média du corps vécu : Relaxation dynamique du premier degré (RD1), Sophronisation de base (SB), Sophronisation de base vivantielle (SBV), Vivance phronique de la respiration (VPR), Libération des tensions inutiles (LTI), etc. Toutes les techniques sophrologiques nous rappellent que lorsque le sophronisant dit « Je suis », il dit aussi « Je suis présent à moi-même ».

Priorité du futur

Néanmoins, nous pouvons essayer de justifier non plus la priorité du passé, ou celle du présent, mais plutôt celle du futur. Il faut alors tenir compte des capacités projectives de notre conscience et donc de notre existence. Ce qui veut dire que notre conscience se donne en permanence rendez-vous avec « ce qui n'est pas encore ». Notre démonstration nous permet de légitimer une nouvelle thèse : sans en avoir conscience, nous voyons en permanence notre présent à la lumière de ce que nous projetons devant nous. À titre d'exemple, pensez quel est le présent des personnes qui ne se voient pas d'avenir.

Dans *Être et Temps*, Heidegger soulève un problème fondamental : l'être ne se saisit que comme possibilité d'être. Chaque être existant (chaque *Dasein* pour parler comme Heidegger) est toujours en avance de lui-même. Heidegger justifie donc l'idée d'un primat de la possibilité sur l'immédiateté. En d'autres termes, l'immédiateté du présent ne peut se définir pour l'être, qu'en fonction du futur qu'il cherche à anticiper.

Cette réflexion sur la priorité de l'avenir ne peut se concevoir qu'à partir de l'aptitude que j'ai d'interpréter authentiquement ma condition d'être humain. Dans certains moments de notre vie, comme dans l'expérience de l'angoisse, notre finitude se révèle à nous. Nous pouvons alors chercher à fuir cette révélation et trouver un refuge dans une existence non assumée, banale, voire inauthentique. En l'occurrence, le futur est expérimenté comme un présent à venir que nous nous contentons d'attendre. Par contre, la reconnaissance de notre finitude nous rappelle que la mort, comme limite dans le temps, est notre destin inéluctable : « *un homme qui naît est déjà suffisamment vieux pour mourir* » selon Heidegger. Notre capacité à regarder notre mort en face nous dit qu'elle ne prive absolument pas notre existence de tout sens. Au contraire, c'est parce que je suis conscient que je vais mourir, que je peux me réapproprier authentiquement ma condition, et donc me réapproprier le temps, c'est-à-dire mon temps.

La réappropriation du temps à partir de ma finitude est *a fortiori* une réappropriation authentique de soi. Il s'agit de se prendre en charge sur la base d'un temps qui nous est imparti et que nous ne pouvons jamais déterminer à l'avance en totalité. Nous comprenons mieux pourquoi, selon Caycedo, la responsabilité est la troisième valeur dite essentielle parmi la liberté, la tridimensionnalité et la dignité. Un sujet responsable est avant tout celui qui se donne les moyens de se prendre en charge dans le temps. Nous pouvons alors comprendre l'intérêt des techniques du futur comme par exemple la Futurisation simple (FS), la Projection sophronique des capacités (PSC), etc. qui peuvent favoriser la conscience de tout ce processus.

Conclusion

Quelle est la dimension prioritaire du temps ? Le présent élargi par la sophrologie est toujours ma position, à partir de laquelle les autres dimensions prennent sens. Toutefois, les hommes sont différents suivant leur manière subjective de plus favoriser à un moment de leur existence, une dimension temporelle plutôt qu'une autre. Certains vivent en étant consciemment ou non enchaînés au passé. D'autres se disent qu'il ne faut vivre que dans le présent, luttant illusoirement pour abolir le passé et le futur. D'autres font de leur vie une succession fiévreuse de projets : le présent et le passé ne sont que des moyens en vue de fins.

En nous apprenant à nous rendre conscient d'un mode d'être qui ne nous convient pas, l'entraînement sophrologique sert à nous assouplir, pour mieux nous adapter aux étapes de notre existence.

La sophrologie peut contribuer à éveiller *in fine* toute une réflexion constructive sur la question de la valeur de notre existence, de son sens, voire de sa cohérence. D'où l'intérêt des techniques tridimensionnelles : « *En entrecroisant la conception husserlienne et heideggérienne, les techniques de sophrologie proposées par Caycedo montrent que nous avons les moyens d'agir sur le présent, le futur et le passé de la conscience, en instaurant une unité qui donne sens au concept et à l'expérience sophronique de la totalisation. Pour la sophrologie, si bien sûr le présent est central, le problème est d'avoir conscience des rapports réciproques des dimensions du temps dans une structure unifiée, plutôt que de valoriser un ordre de priorité.*[2] »

[2] *Sophrologie, dictionnaire des concepts, techniques et champs d'application*, définition sur le temps. Éd. Elsevier Masson, 2020.

TEMPS ET ESPACE MUSICAL : UNE STRUCTURE HUMAINE PROFONDE

Michel GHETTI

Le temps et l'espace sont deux notions qui ont suscité de nombreux écrits depuis l'Égypte ancienne. Cette civilisation avait deux notions de temps. Un temps de la vie quotidienne et un temps éternel. Le temps en Égypte ancienne était compris à la fois comme une réalité cyclique et comme une série d'événements linéaires dans la vie quotidienne, tous façonnés par la connexion entre le monde physique et le monde spirituel.

L'évolution de la notion de temps dans le monde a été influencée par des facteurs culturels, technologiques, économiques, scientifiques et religieux.

L'espace-temps était lié, avant le temps de l'horloge, au mouvement des astres dans le ciel (le cadran solaire). Puis la mesure du temps s'est précisée pour atteindre au XXe siècle la mesure du temps atomique.

Néanmoins, le temps musical a joué un rôle essentiel dans l'histoire.

La musique traditionnelle égyptienne est riche et diversifiée, avec des influences arabes, africaines et méditerranéennes. La notation musicale arabe est souvent utilisée pour transcrire la musique en Égypte. Elle utilise des symboles spécifiques pour représenter les différents tons et rythmes.

Dans mes recherches j'ai pu constater que l'espace-temps était relatif au ressenti de l'artiste. Des mécanismes tels que l'horloge biologique interne et les processus cognitifs jouent un rôle dans la façon dont nous percevons le temps.

La perception de l'espace-temps est donc un phénomène multifactoriel qui combine des éléments psychologiques, culturels, biologiques et contextuels.

D'un point de vue musical la perception de l'espace-temps existe dans le passé, le présent et l'avenir. Cette perception évolue avec les modes et les rythmes utilisés et l'artiste dans son interprétation peut faire émerger chez l'auditeur ces trois notions.

Le temps musical est présent aussi bien dans l'énoncé d'une phrase musicale, que dans le silence qui peut suivre cette phrase musicale. Le temps musical est présent quand il y a du son et en l'absence de son. Cela nous amène à philosopher sur le concept du rien.

La question de savoir s'il y a quelque chose dans le « rien » peut dépendre du cadre conceptuel dans lequel elle est posée. Selon la perspective philosophique, métaphysique ou physique, les réponses peuvent varier. La nature du « rien » est un sujet complexe qui a été exploré à travers l'histoire de la pensée humaine, et il suscite encore des débats et des réflexions approfondies dans divers domaines. D'une certaine façon, on pourrait dire que l'espace-temps musical n'est ni existence ni non-existence.

Dans mon enseignement, j'utilise un protocole pédagogique que j'ai créé. Il consiste à demander à l'élève de mettre la main droite sur le piano et de jouer des notes au hasard en écoutant s'il aime ou s'il n'aime pas ce qu'il joue. À cet instant, l'acte créatif inné contenant des informations musicales identiques au code musical (le solfège), émerge de l'inconscient de l'élève et lui permet de jouer des phrases musicales organisées avec des valeurs rythmiques et des valeurs de notes ainsi que des silences. Ici il est question d'informations qui naissent simultanément (comme des paquets d'ondes). J'entends par inné la perception sensible et par acquis l'analyse rationnelle.

Ce jet créatif a pour base des pulsations binaires et ternaires. C'est de ces pulsations que naissent les rythmes et les phrases musicales. Il existe des pulsations en cinq et en sept temps également, mais plus complexes. Ces pulsations sont très rarement issues d'un jet créatif d'un élève débutant. Après que l'élève a créé sa phrase musicale, je l'écris sur une feuille de musique et la lui montre. Celui-ci n'est pas en capacité de lire sa propre création. Cela nous amène à parler des informations dans l'espace-temps acquis.

Cet espace-temps est conditionné par l'apprentissage du code musical.

Il est dirigé par le cerveau dit rationnel. Il enregistre les informations apprises et les retransmet pas à pas. Nous avons donc deux systèmes de perception des informations musicales, l'une est innée, l'autre acquise. Dans ces deux perceptions l'espace-temps est présent, et joue un rôle déterminant dans l'exécution de ces informations dans une œuvre artistique quelle qu'elle soit.

Il arrive parfois qu'un élève puisse jouer des œuvres musicales uniquement de façon mécanique. Cela a pour effet un jeu dépourvu d'intérêt musical donc pauvre en émotion et en intention.

On comprend que, dans le cadre de la musicothérapie, les espace-temps acquis et innés sont en interaction avec le passé, le présent et le futur. Ce qui permet au musicothérapeute de faire revivre des traumatismes, entre autres de l'enfance, et les amener au présent afin de les évacuer.

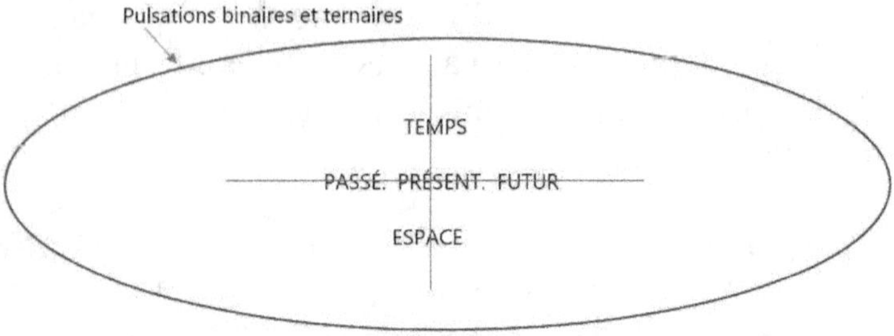

Il m'est arrivé de demander à un élève de jouer ce qu'il voulait sur le piano.

Le résultat était plutôt chaotique et aléatoire. Il n'y avait aucun contrôle émanant de la partie inconsciente « innée » de l'élève. J'en ai déduit que, pour qu'il y ait un contrôle artistique du jet musical, il fallait impérativement que les deux parties (inné et acquis) fusionnent ensemble. Comme je l'ai dit plus haut, J'entends par inné la perception sensible et par acquis l'analyse rationnelle.

Dans mon protocole, la notion de hasard permet au cerveau rationnel binaire dont l'espace-temps est fermé, de s'ouvrir à quatre dimensions.

L'espace-temps est compris comme suit :

L'espace = les fréquences de notes donc (do ré mi fa sol la si do) incluant les dièses et les bémols.

Le temps = place des notes dans le temps de la mesure du temps et sa vitesse.

Espace-temps rationnel ouvert à quatre dimensions ;

Cela donne :

L'espace = 1) fréquence de notes ascendantes
2) fréquence de notes descendantes

Durée = 1) longueur des notes dans la mesure en fonction de la vitesse du temps.

Temps = 2) place des notes dans le temps de la mesure en fonction de la vitesse du tempo.

Tempo = vitesse des pulsations.

Je pourrais aller plus loin en expliquant ce qu'il se passe dans le jeu pianistique.

Comme nous utilisons deux mains pour jouer du piano, cela implique que les mains ne jouent pas les mêmes valeurs et fréquences de notes.

Les mains étant asymétriques, quand l'une monte une gamme en partant du petit doigt (main gauche), l'autre au même moment joue la même gamme en partant du pouce (main droite). C'est le même principe quand la gamme est descendue.

Pour le cerveau cela est très compliqué car il est habitué à ne faire qu'une seule chose à la fois. Quand il est fermé c'est la notion du +/- qui prédomine.

Quand il est ouvert on arrive à un principe élargi comme suit :

+/- dans l'espace

+/- dans le temps.

Cela permet à la créativité de traverser cette couche analytique et de pouvoir s'exprimer sur le clavier du piano.

Cette ouverture facilite également l'exécution d'une œuvre écrite, en fluidifiant le geste et en pénétrant le son d'une pensée émotionnelle et intentionnelle.

Dans mon analyse de la relation musique et physique moderne, les analogies entre ces deux disciplines sont très fortes.

La première concerne la relativité d'espace-temps d'Albert Einstein qu'il a dévoilée dans les années 1920. L'analogie rencontrée en musique est la suivante :

Quand un musicien veut jouer une note écrite sur une partition, il doit en même temps calculer la place de la note dans le temps et la place de la note sur l'espace du clavier sur le piano. Il doit également relativiser son geste en fonction d'un calcul d'une vitesse et d'un calcul de la gravitation imposée dans son bras.

La deuxième concerne l'analogie avec la mécanique quantique. Énoncé dans les années autour de 1930 (principe de superposition et d'intrication) :

La mécanique quantique introduit le concept de superposition, où une particule peut exister dans plusieurs états simultanément. De plus, le phénomène d'intrication quantique a été découvert, où deux particules peuvent être liées de manière à ce que l'état d'une particule affecte instantanément l'état de l'autre, même à des distances considérables.

Ces développements ont marqué le début de la révolution quantique, transformant notre compréhension du monde microscopique et donnant naissance à une nouvelle approche de la physique.

Analogie avec la musique :

Dans l'improvisation ou la création d'une œuvre musicale, l'artiste communique avec son instrument par sa pensée musicale et au travers du son de l'instrument de façon instantanée. Il n'y a plus de distance entre sa pensée et le son qu'il émet.

Il n'y a plus d'informations à lire et à retranscrire sur l'instrument, il passe directement de la pensée musicale au son, sans intermédiaire.

CONCLUSION

Bien que la musique ne soit qu'une partie de la connaissance de l'Art et du fonctionnement de l'humain et de la vie, en incluant également l'univers, on s'aperçoit qu'il y a des analogies fortes en ce qui concerne le mouvement des planètes, les battements du cœur, le cycle des saisons et toutes les notions de temps, passé présent futur. Elles touchent toutes les phases par lesquelles passent les matières et les vies sur terre et dans l'univers.

En définitif ce qui rend la musique universelle, ce n'est pas tant la musique en elle-même mais ce que l'humain, dans l'idée d'une vibration commune, peut transmettre à travers elle.

LE TEMPS : CONTRAINTE OU FACTEUR DE PERFORMANCE ?

Franck JOUVEAUX

L'haltérophilie, de quoi parle-t-on ?
Quelques définitions :

Sport :
Activité physique exercée dans le sens du jeu et de l'effort, et dont la pratique suppose un entraînement méthodique et le respect de règles.

Haltérophilie :
Larousse :
Sport qui consiste à lever des haltères.

Wikipédia :
Sport consistant à soulever des poids. Dans sa forme moderne, c'est un sport de force, nécessitant également la maîtrise d'une technique particulière, ainsi que des qualités de vitesse, souplesse, coordination et d'équilibre.

Plus précisément :
L'haltérophilie est une discipline sportive « olympique » qui consiste à amener une charge la plus lourde possible au-dessus de sa tête à l'aide de 2 gestes codifiés :

- l'Arraché,
- l'Épaulé-jeté,

Ce, dans le respect d'une réglementation technique.

Le classement s'effectuant au total soulevé *(Total Olympique)* des deux mouvements *(Arraché + Épaulé Jeté)*, en fonction de la catégorie d'âge et de poids de corps.

En compétition, la connaissance de la réglementation est importante pour les différentes stratégies de match (ordre de passage, changement de barre…).

Description des mouvements :
Chronologie de l'arraché :

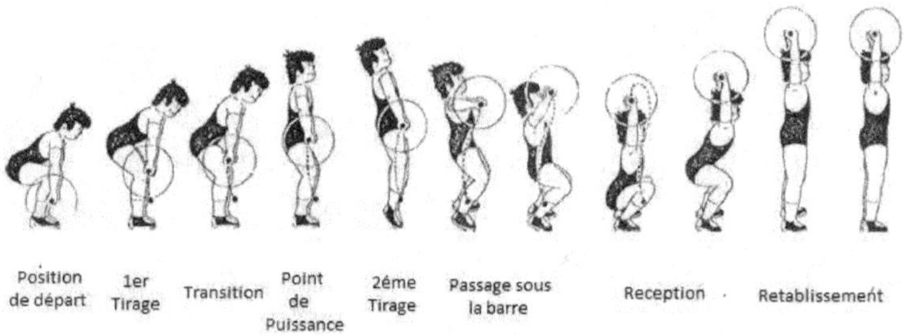

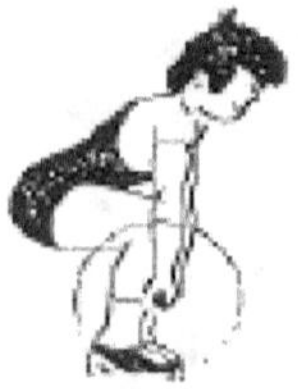

Phase 1 : Position de départ
La barre est saisie en prise large mains en « pronation ». Dos bien droit, les bras sont tendus et relâchés. L'angle formé entre la cheville et le tibia est fermé au maximum afin de permettre une poussée optimale des jambes. L'appui est sur la partie avant du pied. La ligne des épaules est positionnée en avant de l'axe de la barre *(corps en léger déséquilibre avant)*.

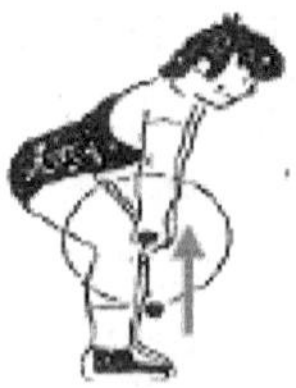

Phase 2 : 1er tirage *ou soulevé jusqu'aux genoux*
À partir de la position de départ, on effectue une poussée des jambes sans modifier l'inclinaison du dos. Lors de cette première accélération les bras restent tendus, les

genoux sont légèrement dégagés vers l'arrière permettant un rapprochement des centres de gravité de l'ensemble corps/barre réduisant les bras de leviers. La barre vient se placer devant les genoux. Les jambes sont toujours fléchies. Les appuis passent de l'avant du pied à la plante de pied.

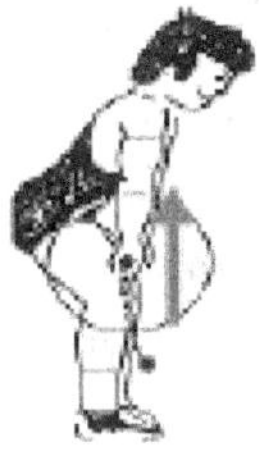

Phase 3 : Transition *ou ajustement*

Elle correspond au réengagement des genoux sous la barre. Le dos se redresse légèrement en passant par la position dite fondamentale *(au 1er tiers de la cuisse)* et se poursuit jusqu'au point de puissance *(mi-cuisse/ ¾ cuisses)*. Ce passage peut donner l'impression d'un ralentissement de la barre, mais il doit rester bref pour ne pas lui faire perdre trop de vitesse et ainsi faciliter l'action suivante. Les pieds restent bien en contact au sol sur toute leur surface, l'appui revient progressivement sur l'avant.

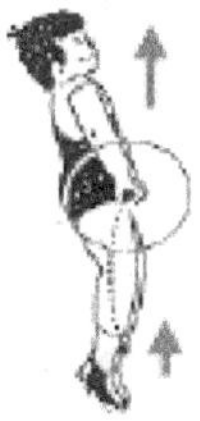

Phase 4 : 2éme tirage ou phase d'extension finale

Au point de puissance, l'athlète effectue une forte poussée des jambes avec montée en pointes de pied simultanée au redressement final du dos. C'est à ce moment que la barre doit prendre sa plus grande vitesse.

Phase 5 : Chute sous la barre

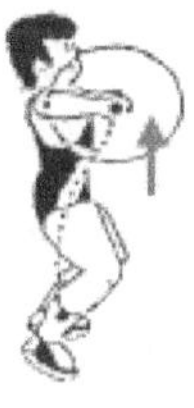

Trois étapes distinctes :

⇒ Les pieds décollent et le corps se retrouve dans l'espace. Les bras, les épaules et les trapèzes continuent de tirer la barre vers le haut *(amorce de passage d'arraché)*,

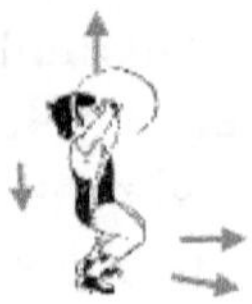

⇒ L'athlète se glisse sous la barre en prenant appui sur cette dernière jusqu'à réception. La barre continue à monter et atteint son point haut,

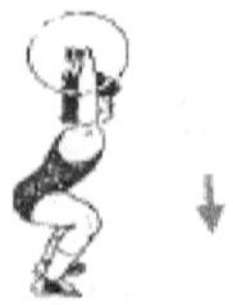

⇒ Pendant la chute du corps les pieds sont déplacés latéralement, la barre commence sa descente. Lorsque le contact pieds/sol se fait, les bras sont tendus, le corps s'immobilise pour freiner la charge et la stabiliser. La synchronisation « pieds-mains » est déterminante lors de cette phase *(répartition des ondes de choc = prévention des blessures)*.

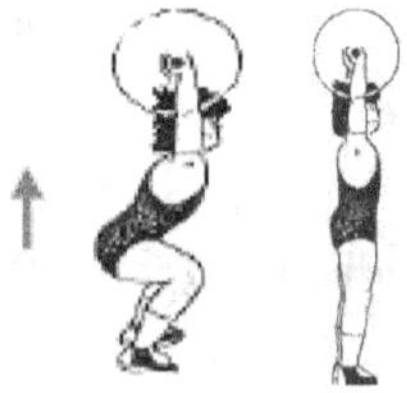

Phase 6 : Redressement et stabilisation du corps

De la position de réception, la barre est remontée en conservant le buste droit et gainé. La fin du geste est validée par une position du corps pieds, hanche, épaule barre sur le même axe.

Chronologic de l'épaulé :

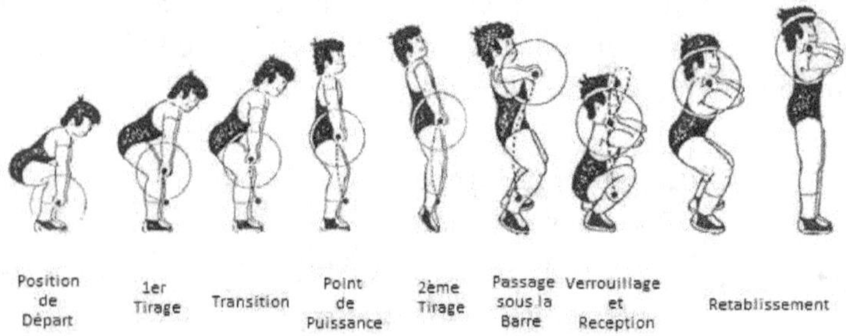

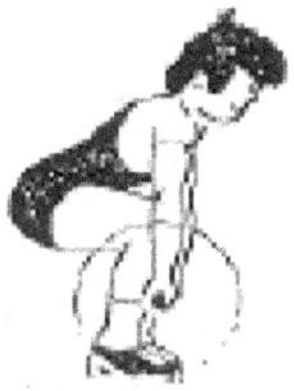

Phase 1 : Position de départ

La barre est saisie largeur d'épaules mains en « pronation ». Cette prise plus serrée qu'à l'arraché permet une posture plus redressée. Le dos droit, les bras tendus, les pieds largeur de bassin, les omoplates fixées. L'angle formé entre la cheville et le tibia est fermé au maximum afin de permettre sur les phases suivantes une poussée de jambe efficace sur un appui en avant du pied. La ligne des épaules est positionnée en avant de l'axe de la barre *(corps en léger déséquilibre avant).*

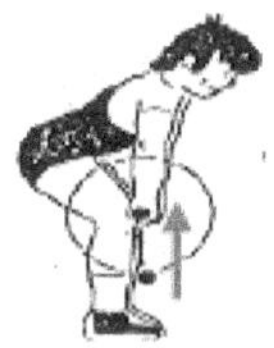

Phase 2 : 1er tirage *ou soulevé jusqu'aux genoux*

À partir de la position de départ, on effectue une poussée des jambes sans modifier l'inclinaison du dos. Lors de cette première accélération les bras restent tendus même si l'on peut constater une amorce des bras liée à la prise de mains plus serrée et à la charge soulevée plus importante qu'à l'arraché. La barre vient se placer juste au niveau des genoux. Les jambes sont toujours fléchies et les appuis passent de l'avant du pied à la plante de pied.

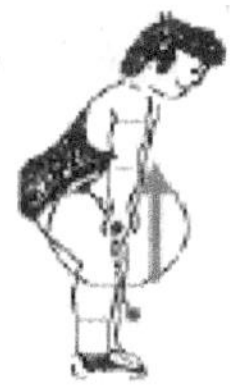

Phase 3 : Transition *ou ajustement*

Elle correspond au réengagement des genoux sous la barre. Le dos se redresse légèrement et les appuis reviennent vers l'avant du pied. Cette phase s'arrête au point de puissance, soit :

- Au 1er tiers de la cuisse /mi-cuisse pour un morphotype avec buste court et/ou bras longs, ces angulations sont propices à une accélération et extension avec une position de barre basse.

- Mi-cuisse, voire aux 2/3 cuisse pour un morphotype avec buste long et/ou bras courts, ces angulations sont propices à une accélération et extension avec une position de barre haute.

Ce passage obligé sera le plus bref possible afin de démarrer la phase suivante dans les meilleures conditions. Les pieds restent bien en contact au sol sur toute leur surface.

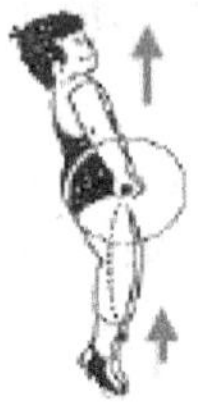

Phase 4 : 2e tirage ou phase d'extension finale
Au point de puissance, l'athlète effectue une forte poussée des jambes avec montée en pointes de pied simultanée au redressement du dos. C'est à ce moment que la barre doit prendre sa plus grande vitesse.

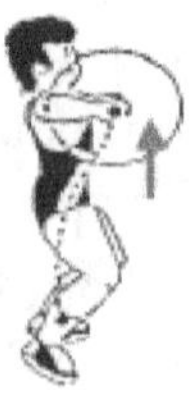

Phase 5 : Chute sous la barre
Trois étapes distinctes :

⇒ Les pieds décollent et le corps se retrouve dans l'espace. Les bras, les épaules et les trapèzes continuent de tirer la barre vers le haut *(amorce du passage d'épaulé).*

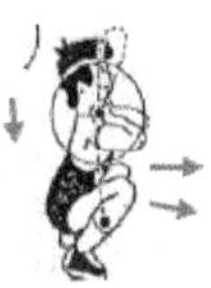

⇒ L'athlète se glisse sous la barre en prenant appui sur cette dernière jusqu'à réception. Comme à l'arraché la barre continue de monter.

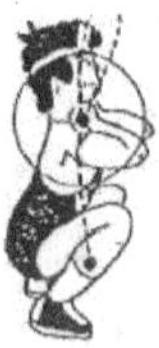

⇒ Pendant la chute du corps les pieds sont déplacés latéralement et la barre commence sa descente. Lorsque le contact pieds/sol se fait, les bras sont verrouillés *(fléchis)* et la barre repose sur les clavicules. Le corps s'immobilise pour freiner la charge puis la stabiliser. La synchronisation « pieds-mains » est déterminante lors de cette phase ainsi que le placement des coudes *(répartition des ondes de choc = prévention des blessures).*

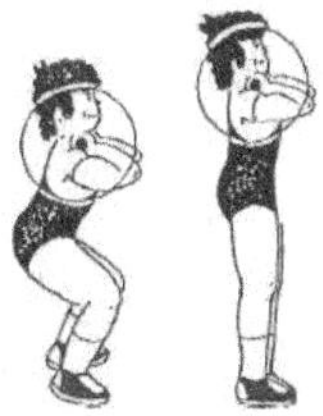

Phase 6 : Remontée de la barre

De la position de réception, la barre est remontée jusqu'à être debout. En fin de redressement l'athlète replace ses pieds en position de départ, le bassin en antéversion, la poitrine ouverte et les coudes légèrement avancés, sont baissés par rapport à la position de verrouillage. Le gainage du tronc est important lors de cette phase afin de ne pas se trouver déséquilibré sur l'avant et pouvoir relâcher la barre et ainsi décrisper les bras.

Chronologie du jeté :

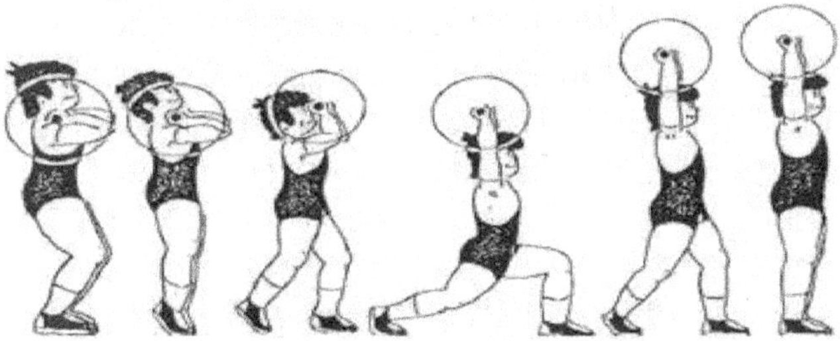

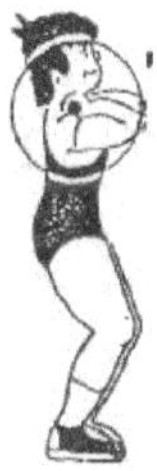

Phase 1 : Appel

La barre est sur les claviculcs, omoplates resserrées, les coudes vers l'avant, le bas et l'extérieur. La tête est droite, le regard fixe. Les pieds écartés de la largeur du bassin, on effectue un ¼ de flexion contrôlée. L'appui au sol se situe de talons à plantes de pieds.

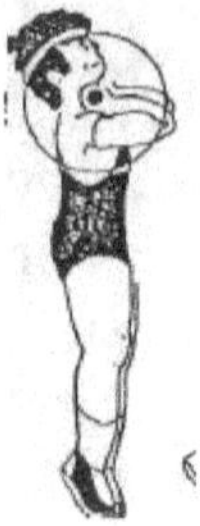

Phase 2 : Impulsion
Cette phase correspond à une extension dynamique des membres inférieurs. La poussée des jambes et des mollets relayée par un haussement des épaules utilise les effets ressorts de l'appel. Lors de cette poussée verticale les coudes ne changent pas de position et les bras restent relâchés afin de ne pas parasiter l'action des jambes.

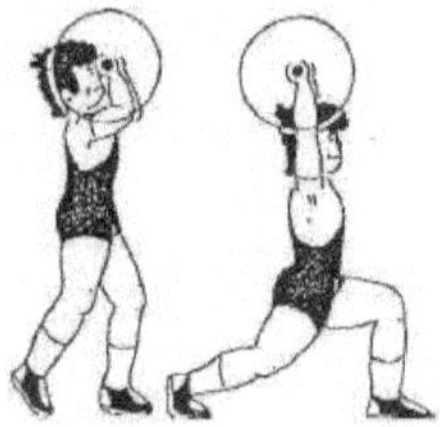

Phase 3 : Passage sous la barre
La forte poussée des membres inférieurs continue jusqu'au décollement des pieds. La barre devient alors point d'appui de l'athlète ce qui lui permet de repousser son corps vers le sol. Lorsque les pieds reprennent appui au sol les bras et les jambes se fixent pour contrecarrer la chute de la barre. La charge est très rapidement freinée puis stabilisée.

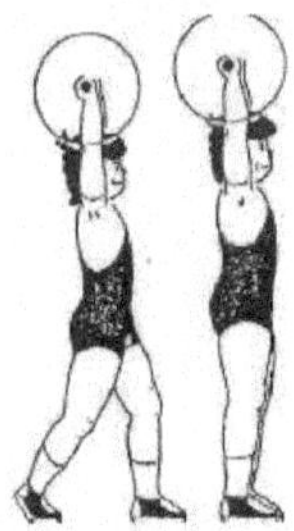

Phase 4 : Rétablissement
De la posture de réception en fente, l'athlète revient jambe avant *(1/3)* et jambe arrière *(2/3)* sans provoquer de déplacement du buste. La fin du geste est validée, par une position corps/barre sur le même axe.

L'analyse biomécanique des gestes d'haltérophilie met en évidence :

Différents principes d'actions :

- Vaincre une inertie
- Générer des vitesses et des accélérations
- Imprimer une trajectoire
- Conserver des équilibres

Et des compétences motrices générales :

- Savoir se placer autour d'une barre
- Savoir tirer / pousser sur une barre
- Savoir se déplacer sous une barre

L'entraînement aura donc pour but le développement de ses différentes compétences. Mais aussi le développement des 5 qualités physiques de bases du sportif : Force, Vitesse, Souplesse, Coordination et Endurance.

L'haltérophilie fait partie des sports « individuels », c'est le compétiteur qui est au centre de l'action.

En compétition, sa prestation, même si elle est préparée de longue date avec l'entraîneur, repose sur ses seules épaules, c'est pourquoi il est important de définir, au plus juste, le profil du sportif.

Les facteurs de performance sont multiples, pouvoir cerner, voire maîtriser, tous ces paramètres permettra de mieux connaître et anticiper leurs répercussions sur le compétiteur.

En termes de pratique, l'haltérophilie est une habileté dite « fermée », la seule contrainte est l'exécution des différents mouvements codifiés avec des charges extrêmes.

L'espace d'évolution reste stable, le geste est programmé, l'action motrice doit être parfaitement maîtrisée et exécutée. On parlera d'automatisation du geste.

L'entraînement du compétiteur est orienté sur le développement des capacités physiques ainsi que sur la maîtrise technique des différents mouvements, afin d'obtenir une action motrice la plus efficiente possible.

Cependant, l'entraînement doit aussi tenir compte de différents facteurs qui par leurs interactions seront déterminants sur la performance.

Facteurs de performance en haltérophilie :

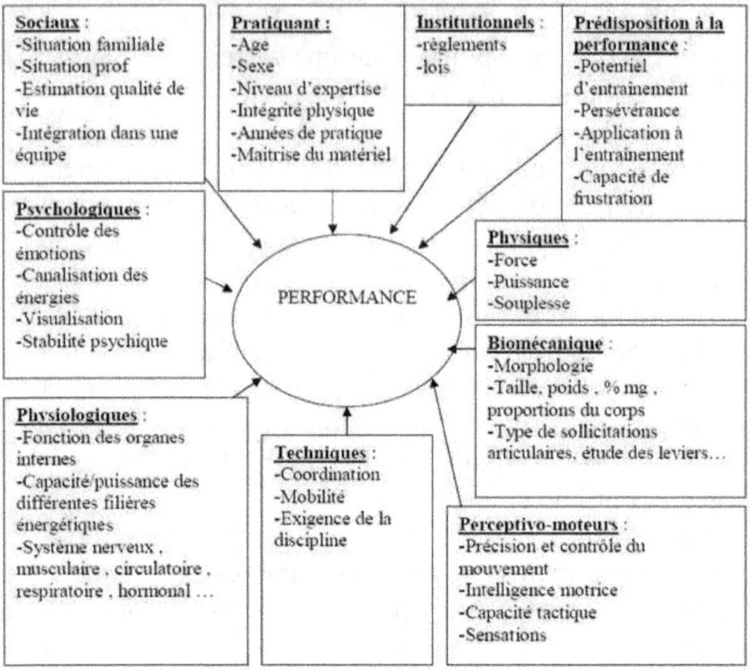

En tenant compte de ces différents éléments, il est possible de modéliser la performance en haltérophilie, en regroupant d'une part les facteurs internes liés à l'individu et d'autre part les facteurs externes qui, eux, dépendent du milieu de vie et d'évolution du compétiteur, en y adjoignant tous les facteurs liés aux contraintes de la discipline.

On peut ainsi « modéliser » la performance en haltérophilie de la façon suivante :

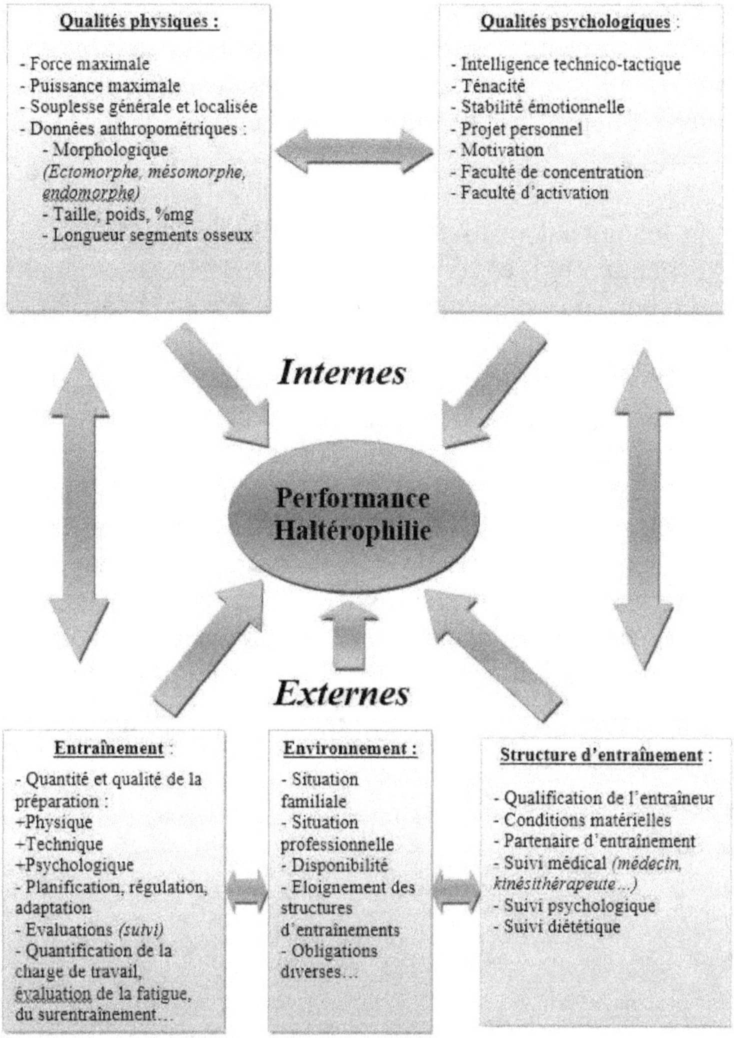

L'haltérophilie est une confrontation indirecte par engin (barre) interposé. Le compétiteur doit rester lucide et maîtriser ses émotions pour pouvoir se surpasser. La stratégie de coaching, ainsi que l'entente « entraîneur / entraîné » doit être parfaite.

L'apprentissage technique et le renforcement musculaire sont les bases de l'entraînement. En règle générale, il est établi que l'apprentissage en haltérophilie dure deux ans, à raison de deux à trois entraînements hebdomadaires.

Et le temps dans tout ça ?

En haltérophilie, comme dans tous les sports, la notion de temporalité est présente à tout moment de la carrière du sportif !

De l'apprentissage à l'excellence, elle régule la vie du pratiquant quel que soit son niveau de pratique.

L'organisation de la vie du sportif passe par une gestion rigoureuse du facteur temps. Ce, à toutes les étapes : Apprentissage, Entraînement, Compétition et Retraite.

Le sportif ou l'individu doit-il courir toute sa vie après la performance ou les records ?

Un accompagnement par un sophrologue pourrait, à mon sens, être un plus pour gérer les contraintes liées à la performance. Ce, à tous les niveaux de pratique.

SE SAISIR DE L'INSTANT POUR DEVENIR SOI : LA PERCEPTION DU TEMPS CHEZ LA PERSONNE HAUTEMENT SENSIBLE.

Judith DUMAS

La douceur est un rapport au temps qui trouve dans la pulsation même du présent la sensation d'un futur et d'un passé réconcilié, c'est-à-dire d'un temps non divisé. Ce temps réconcilié permet la vie.

La révolution intime de la douceur est en puissance la réalisation d'une liberté inactuelle, qui nous sort du champ de la répétition et de la mélancolie. De l'animalité, elle garde le goût et le toucher, (...) et la grâce. Et de l'enfance l'essentielle présence, dans ce qu'elle irradie.

Anne DUFOURMANTELLE
Puissance de la douceur

Parler du temps est un défi. Car de quoi parle-t-on ?

Pour préciser, venons d'abord désigner le temps objectif et mesurable de la montre, celui qui impacte nos rythmes et notre organisation personnelle.

Autrement nommé le Dieu Chronos et celui-ci ayant mangé ses enfants, nous nous demanderons comment donner du sens à notre expérience de vie, puisque, nécessairement, elle s'inscrit dans cette finitude.

Et si cette impermanence de la vie et la conscience que nous en avons était aussi une invitation à l'humilité et à la sagesse ? Alors, ***l'être-pour-la-mort*** que nous sommes, au sens d'Heidegger, vient se confronter à une interrogation inévitable sur ce que nous faisons de cette incarnation. Il s'agit bien d'une quête de sens.

Poursuivre cette quête pour choisir le sens que nous voulons donner à notre vie implique une liberté. Elle est à conquérir. Dans une optique sophrologique et au sens des valeurs existentielles de l'être[1], c'est notre responsabilité. Voyons ensemble comment nous en saisir.

Mais comment se penser dans le mouvement du temps ? Quel regard porter sur notre temporalité biographique faite d'une suite d'événements, de ruptures et de crises pour la vivre dans l'unité d'un passé conçu comme mémoire, un présent comme attention et un futur comme perspective ? Nous évoquerons la possibilité d'une conciliation.

Pour se penser en tant que sujet dans le mouvement du temps et y trouver une direction, il s'agit de se rencontrer, Soi.

Car, si « *la conscience est une structure de l'être qui lui réserve un devenir* »[2], le sujet, pour se construire comme conscience, a d'abord besoin d'être présent à lui-même, en un temps subjectif. Cet instant opportun où l'on devient disponible à soi-même convoque le Dieu Kairos.

Mais il implique une vacuité. Non pas celle, hideuse, de l'ennui mais celle d'un vide qui devient notre source vive,

---

[1] CHÉNÉ Patrick-André, *Sophrologie, fondements et méthodologie,* éditions Thésus Ellebore, 2014, p.498. Désigne des valeurs relatives au développement personnel de l'Être.

[2] Husserl.

lieu et temps d'émergence jusqu'au jaillissement de ce qui prendra sens.

Comment, alors, et plus encore pour les personnes hautement sensibles, renforcer une capacité à accueillir cette vacuité en privilégiant notre temps subjectif ?

Par ailleurs, si le temps est en soi une expérience phénoménologique, c'est aussi une expérience chronobiologique et biorythmique susceptible d'influencer notre santé. Donc, comment prendre soin de nous ?

Il me faudra enfin expliquer pourquoi la perception de ces différents temps – objectif, subjectif et biorythmique – est spécifique chez les personnes hautement sensibles et comment, dans une posture d'écoute active, le sophrologue peut s'ouvrir à la patience pour observer le temps d'intégration propre à chaque personne accompagnée.

Dans cet accordage au temps de l'Autre, il trouvera une clef de compréhension propice à la création d'un espace-temps commun et au renforcement d'un lien durable infiniment précieux à la dynamique relationnelle de l'alliance.

Je vous propose, à travers des vignettes cliniques et la présentation de différents outils, d'évoquer :

- Le temps objectif et l'accélération des rythmes,
- La haute sensibilité,
- L'impact du temps accéléré sur les styles de gestion de la haute sensibilité,
- Le fonctionnement de nos biorythmes et leur impact sur la santé,
- Quand le passé colonise le présent : réactualiser pour se penser à nouveau dans le mouvement du temps,

- Le temps ontologique de l'alliance,
- Se rencontrer, soi : le temps subjectif et la création d'un espace intérieur,

Suivi d'une conclusion.

Temps objectif et accélération des rythmes

Il existe un temps objectif dont le comptage est partagé par tous, et dont la mesure est même universelle depuis 1912, date à laquelle a été choisi le méridien de Greenwich.

Ainsi, l'on peut tous régler nos montres pour y lire une unité de temps en une unité de lieu.

L'on peut aussi bénéficier de repères communs s'agissant de l'histoire chronologique de l'humanité. Ce temps, c'est le Chronos des Grecs.

Grâce à cette unité de comptabilisation du temps communément partagée, nous avions tous rendez-vous ce samedi 2 décembre 2023 à 17h pour cette conférence, et c'est ainsi que j'y ai été présente et que vous avez été là !

Le temps objectif est donc effectivement nécessaire à la vie sociale comme à l'organisation personnelle. Il est un peu le chef d'orchestre de l'organisation sociale, tant pour les transports, l'école, le travail ou même les repas. Ainsi, il y a peu, lors d'un voyage récent en province, à la suite d'un retard de train, il m'a été impossible de déjeuner car les restaurants ne servaient plus.

Le temps objectif détermine donc nos rythmes sociaux et imprime un rythme à notre vie quotidienne. Déjà, il implique une contingence.

Le temps objectif mesure également la durée d'une tâche comme aussi la durée entre deux évènements.

À ce titre, il peut ainsi devenir mesure de notre productivité, de notre efficacité.

La tentation est grande, alors, de se fixer de nombreux objectifs comme autant de défis à relever.

Occuper le temps est de fait, un paradigme de notre société moderne et les moyens techniques dont nous disposons, notre sens du devoir ou celui de la compétition sont autant d'injonctions à se placer dans un temps utile à atteindre des buts. Toujours mieux, toujours plus.

Le temps chronos devient ainsi un temps objectivable et fractionné. Parce qu'il est objectivable, on peut l'observer et en rendre compte. En somme, le contrôler.

Et il est de fait aujourd'hui parfaitement contrôlé par des agendas sans cesse mieux optimisés pour « remplir » chaque espace libre, dans l'idée d'une meilleure utilisation de notre temps.

L'on pourrait dire aussi un remplissage.

Le temps devient alors un espace à combler, à rassasier jusqu'à satiété et ce contrôle n'est pas sans conséquence car gagner du temps accélère nos rythmes et nous voilà bientôt projeté dans une course possiblement folle.

Elle nous offre, bien sûr, une stimulation, une excitation susceptible de devenir une satisfaction intérieure. On se fixe des challenges et cela offre des sensations, un stress stimulant, mais cette pression qui imprime nos rythmes peut aussi vite devenir pulsion, compulsion, voire même addiction.

Elle porte en elle son lot d'angoisse, car le cerveau, insatiable curieux, est avide de tous les moyens de traiter l'information que l'on met à sa disposition.

La haute sensibilité

Cette réalité cognitive se pose avec une acuité toute particulière chez les Personnes Hautement Sensibles. Pour le comprendre, il me faut expliquer ce qu'est la haute sensibilité.

La haute sensibilité est une caractéristique de la personnalité, se traduisant par une sensibilité nettement plus élevée que la moyenne et ce dans tous les domaines.

C'est l'Américaine Elaine ARON, docteure et chercheuse en psychologie qui élabore en 1997 la notion de HSP « Highly Sensitive Person », c'est-à-dire la Personne Hautement Sensible[3].

Elle s'inspire des recherches dans le monde animal, des travaux relatifs à la sensibilité environnementale, des modèles de la personnalité générale dont, en particulier, le modèle en 5 facteurs (BIG FIVE OCEAN) mais aussi des travaux relatifs à la timidité et à l'introversion/extraversion de Jung.

Elle conçoit un modèle, le DOES pour décrire les caractéristiques majeures des personnes hautement sensibles. Le voici :

- **D > Depth of processing** > Profondeur du traitement de l'information
- **O > Over stimulation / over-aroused** > Sur-stimulabilité et excitabilité par un seuil de détection sensoriel bas
- **E > Emotional reactivity and high Empathy** > Réactivité émotionnelle et grande Empathie

---

[3] ARON N. Elaine, *Hyper-sensibles, mieux se comprendre pour mieux s'accepter*, Éditions Marabout Poche, 2021.

- **S > Sensitivity to subtle stimuli** > Sensibilité aux détails subtils de l'environnement.

On observe donc chez les personnes hautement sensibles :

- Un traitement long et profond de l'information - sensorielle, émotionnelle, cognitive,
  La longueur de ce traitement impacte nécessairement le temps utile aux apprentissages et à la prise de décision.
- Un seuil de détection sensoriel bas donc une tendance à être plus facilement **stimulé** mais aussi **saturé** par les sensations tant internes qu'externes,
- Au plan cognitif, la capacité à faire du lien donc à produire des associations entre des concepts éloignés,
- Une plus grande réactivité émotionnelle,
- Une (des) empathie(s) plus élevée(s),
- Une plus grande conscience des subtilités de l'environnement, dont on perçoit davantage les signaux qui activent le système nerveux et auxquels on **réagit** avec plus d'ampleur,
- Une sensibilité esthétique.

Ces caractéristiques bien sûr sont **plus ou moins présentes** selon les individus dans le respect de leur singularité, et **elles fonctionnent ensemble**, comme un tout cohérent et interagissant.

On estime que 20% de la population présente cette caractéristique de Haute Sensibilité. Grâce aux travaux de la docteure Elham ASSARY parus en 2020, on sait aussi que la haute sensibilité comporte une part de génétique (47%) et est à 53% environnementale[4].

Les personnes hautement sensibles ont donc des processus internes de sensibilité à l'environnement très activés, en négatif comme en positif. Les récents travaux de Mickael PLUESS[5] permettent aussi de comprendre que la sensibilité est susceptible de constituer un avantage, les personnes hautement sensibles répondant plus favorablement au positif disposent ainsi d'une aptitude à un épanouissement optimal et même à une stratégie de succès, selon **l'impact de l'environnement** sur la personne. On parle alors de sensibilité avantageuse[6].

Or, nos rythmes sociaux et le paradigme actuel du gain de temps qui les anime conditionnent en partie notre environnement.

Sans doute voyons-nous apparaître le lien avec le temps Chronos. Dans le traitement des informations (informations nouvelles notamment), celui-ci étant long et profond, il y a besoin de beaucoup d'informations, donc d'un temps de traitement long pour que les liens puissent se faire.

Cela donne d'ailleurs une intégration de ce qui doit être appris qui va au-delà des attentes, soit aussi un certain perfectionnisme, fréquent chez les personnes hautement sensibles qui peut, en cas de trop de pression, concourir à faire échouer la personne, qui estime n'avoir pas le temps de traiter la somme d'informations requises.

---

[4] L'architecture génétique de la sensibilité environnementale reflète de multiples composants héréditaires : une étude jumelle avec des adolescents. Molecular psychiatry. 03 juin 2020.

[5] Mickael PLUESS, Docteur en psychologie et professeur en psychologie du développement, rattaché au département recherches de l'Université Queen Mary de Londres et depuis juin 2023, à l'Université du Surrey.

[6] Mickael PLUESS.

On voit déjà là un premier écueil dans le rapport au temps et, de facto, dans son accélération, pour toutes les personnes hautement sensibles.

Mais il en existe un second, car les PHS ont également besoin de stimulation pour nourrir leur perception.

Pour évoquer ce besoin de stimulation, rentrons un peu plus dans le détail de la détection de la haute sensibilité : les travaux d'Elaine ARON ont abouti à l'élaboration d'un questionnaire de personnalité en 27 questions pour les adultes et 23 pour les enfants pour évaluer la sensibilité[7].

Questionnaire HSP Adulte[8]

Ce questionnaire est complètement anonyme et confidentiel. Répondez à chaque question en fonction de ce que vous ressentez personnellement aujourd'hui et de manière générale dans la plupart des situations de votre vie. Utilisez pour répondre les notes de 1 à 7, 1 étant « pas du tout », 7 « extrêmement », 4 « modérément » etc. ...

1. Êtes-vous facilement submergé (« sonné », « groggy ») par des perceptions sensorielles de forte intensité ?	
2. Vous semble-t-il que vous êtes conscient des détails subtils de votre environnement ?	
3. L'humeur des autres vous affecte-t-elle ?	
4. Avez-vous tendance à être plus sensible à la douleur ?	
5. Éprouvez-vous le besoin pendant les journées très chargées, de vous retirer, soit au lit, soit dans une pièce obscurcie, soit dans un endroit où vous pouvez être tranquille, au calme et libéré de toute stimulation ?	
6. Êtes-vous particulièrement sensible aux effets de la caféine ?	

[7] Les propriétés psychométriques de ce test ont été validées en France par des travaux réalisés par l'université de Tours.

[8] « *The highly sensitive person* », Elaine N. Aron, traduction française aux Éditions de l'Homme « *Ces gens qui ont peur d'avoir peur* », Mieux comprendre l'hypersensibilité.

7. Êtes-vous facilement submergé (« sonné », « groggy », « saturé ») par les lumières brillantes, ou les odeurs intenses, ou les tissus à texture grossière ou les sirènes proches ?	
8. Avez-vous une vie intérieure riche et complexe ?	
9. Les bruits forts vous mettent ils mal à l'aise ?	
10. Êtes-vous profondément ému par les Arts et la Musique ?	
11. Votre système nerveux est-il parfois tellement épuisé (« saturé ») que vous prenez la décision de partir ou de vous retirer ?	
12. Êtes-vous consciencieux ?	
13. Sursautez-vous facilement ?	
14. Avez-vous tendance à être déstabilisé lorsque vous avez beaucoup à faire en peu de temps ?	
15. Quand les autres semblent être dans un inconfort physique, avez-vous tendance à savoir comment leur apporter plus de confort (comme changer l'éclairage ou proposer d'autres sièges ?)	
16. Êtes-vous ennuyé lorsque des personnes essaient de vous faire faire trop de choses à la fois ?	
17. Essayez-vous vraiment d'éviter de faire des erreurs ou d'oublier des choses ?	
18. Évitez-vous particulièrement les films ou les émissions qui contiennent des scènes de violence ?	
19. Devenez-vous désagréablement stimulé quand il se passe beaucoup de choses autour de vous ?	
20. Est-ce que le fait d'avoir très faim crée en vous une forte réaction, perturbant votre concentration ou votre humeur ?	
21. Les changements dans votre vie vous déstabilisent-ils ?	
22. Remarquez-vous et appréciez-vous, lorsqu'ils sont subtils et délicats, les odeurs, ou les goûts, ou les sons, ou les œuvres d'art ?	
23. Trouvez-vous déplaisant d'avoir beaucoup de choses en cours en même temps ?	
24. Dans votre vie, est-ce une grande priorité pour vous d'éviter les situations bouleversantes ou accablantes ?	
25. Êtes-vous dérangé par les stimuli intenses, comme les bruits forts ou les scènes chaotiques ?	
26. Lorsque vous devez être en compétition ou être observé pendant l'exécution d'une tâche, devenez-vous si nerveux ou tremblant que vous faites bien pire que ce que vous feriez autrement ?	
27. Lorsque vous étiez enfant, vos parents ou enseignants semblaient ils vous considérer comme sensible ou timide ?	

Questionnaire d'Elaine Aron sur l'hypersensibilité des enfants[9]

Répondez à chaque question le mieux possible.
Répondez « vrai » si la phrase sonne vrai ou partiellement vrai pour votre enfant, ou si cela été pendant une période dans la vie de votre enfant.
Répondez « faux » si la phrase n'est pas très représentative de votre enfant ou fausse.

Mon enfant :

V	F	Sursaute facilement.
V	F	Se plaint des vêtements qui grattent, des coutures dans les chaussettes, ou des étiquettes contre la peau.
V	F	N'aime pas, en règle générale, les surprises.
V	F	Apprends mieux par une correction douce que par une forte punition.
V	F	Semble lire mes pensées.
V	F	Utilise des mots compliqués pour son âge.
V	F	Remarque les odeurs peu fortes.
V	F	A un sens de l'humour ingénieux.
V	F	Semble intuitif.
V	F	A de la peine à s'endormir après une journée excitante.
V	F	N'aime pas les grands changements.
V	F	Veut changer ses habits s'ils sont mouillés ou sableux.
V	F	Pose beaucoup de questions.
V	F	Est perfectionniste.
V	F	Remarque la détresse chez les autres.
V	F	Préfère les jeux tranquilles.
V	F	Pose beaucoup de questions aux adultes pour lesquelles ils n'ont souvent pas de réponses.
V	F	Est sensible à la douleur.
V	F	Est gêné par les endroits bruyants.
V	F	Remarque des subtilités (p.ex. un objet déplacé, le changement dans l'apparence d'une personne).
V	F	Considère sa sécurité avant de grimper très haut.
V	F	A une meilleure performance quand aucune personne inconnue n'est présente.
V	F	Ressent les choses profondément.

Si vous avez répondu « vrai » à 13 ou plus des questions, votre enfant est probablement hypersensible. Mais aucun test ne devrait avoir tant de poids qu'on base toute sa vie dessus. Si on se sent hypersensible mais on a moins de 14 points, on peut quand même agir en fonction de cette nouvelle information.

Pour rentrer un peu plus dans le détail de ces profils, Elaine ARON, sur la base des travaux de Marvin Zuckerman[10], a élaboré un deuxième test, « chercheur de sensations nouvelles » qui identifie des personnes

[9] Traduit de l'anglais du livre « *The Highly Sensitive Child : Helping Our children Thrive When the World Overwhelms Them* », Elaine Aron, Three Rivers Press, 2002.

[10] Le SSS (Formulaire V) mesure les variables suivantes : recherche de sensations fortes et d'aventure, recherche d'expérience, désinhibition et susceptibilité à l'ennui.

hautement sensibles qui recherchent des sensations et éprouvent un fort besoin de stimulation.

Êtes-vous un chercheur de sensations nouvelles ?[11] Test

Répondez à chaque question en fonction de ce que vous ressentez. Répondez par « vrai » si elle est au moins « un peu vrai » pour vous. Répondez « faux » si elle n'est « pas tout à fait vrai » ou « pas vrai du tout » pour vous.

1	Vrai	Faux	Si cela n'était pas dangereux, je voudrais bien prendre une drogue qui me donnerait des expériences nouvelles et étranges.
2	Vrai	Faux	Je m'ennuie presque douloureusement dans certaines conversations.
3	Vrai	Faux	Je préfère aller à un nouvel endroit que je pourrais peut-être ne pas aimer plutôt que de retourner à un endroit que je sais que j'aime.
4	Vrai	Faux	Je voudrais essayer un sport qui crée une sensation physique exaltante, comme le ski, l'escalade, le surf.
5	Vrai	Faux	Je deviens agité si je dois rester à la maison pendant trop longtemps.
6	Vrai	Faux	Je n'aime pas attendre sans rien faire.
7	Vrai	Faux	Je regarde rarement un film plus d'une fois.
8	Vrai	Faux	J'aime l'inconnu.
9	Vrai	Faux	Si je vois quelque chose d'inhabituel, je vais me donner de la peine pour l'investiguer.
10	Vrai	Faux	Je m'ennuie quand je dois passer du temps avec les mêmes personnes tous les jours.
11	Vrai	Faux	Mes amis disent qu'il est difficile de prévoir ce que je vais vouloir faire.
12	Vrai	Faux	J'aime explorer un nouveau domaine.
13	Vrai	Faux	J'évite d'avoir une routine quotidienne.
14	Vrai	Faux	Je suis attiré par l'art qui me donne une expérience intense.
15	Vrai	Faux	J'aime les substances qui me font sentir «High».
16	Vrai	Faux	Je préfère les amis qui sont imprévisibles.
17	Vrai	Faux	Je me réjouis d'être dans un endroit qui est nouveau et étrange pour moi.
18	Vrai	Faux	Je voudrais être un explorateur.
19	Vrai	Faux	J'aime quand quelqu'un fait une blague sexuelle inattendue ou un commentaire qui fait que tout le monde rit un peu nerveusement.

POUR LES FEMMES Si vous avez répondu vrai à 11 ou plus de ces questions, vous êtes probablement une chercheuse de sensations. Si vous avez répondu vrai à 7 ou moins des questions, vous n'êtes probablement pas une chercheuse de sensations. Si vous avez répondu vrai à 8, 9 ou 10 de ces questions, vous êtes probablement quelque part entre-deux.

POUR LES HOMMES Si vous avez répondu vrai à 13 ou plus de ces questions, vous êtes probablement un chercheur sensations. Si vous avez répondu vrai à 9 ou moins des questions, vous n'êtes probablement pas un chercheur de sensation. Si vous avez répondu vrai aux questions 10, 11, ou 12, vous êtes probablement quelque part entre-deux.

Oui, on peut être une personne sensible du système nerveux et être chercheur de sensations...

Le rapport au temps va donc influencer les styles de gestion de la sensibilité.

[11] Traduit de l'anglais du livre « *The Highly Sensitive Person in Love : Understanding and Managing Relationships When the World Overwhelmes You* », Elaine Aron, Three Rivers Press, 2001.

L'impact du temps accéléré sur les styles de gestion de la haute sensibilité

Si certains auteurs identifient 5 styles de gestion de la sensibilité[12], je m'attacherai à en décrire 3 qui, chacun, conditionnent un rapport au temps Chronos bien spécifique.

Le premier d'entre eux est l'évitement.

Pour illustrer l'évitement, présentons Martine. Martine a 35 ans, elle est éducatrice spécialisée, diplômée d'un master en sciences de l'éducation et de diverses spécialisations dans la prise en charge des adolescents en rupture scolaire ou en grande difficulté.

Elle parle très bien l'anglais et couramment l'espagnol et a déjà exercé à l'étranger. Elle joue du piano, dessine, peint, jardine et écrit des poèmes.

Elle n'habite plus l'Île-de-France, aussi, après une unique rencontre physique pour l'anamnèse, faisons-nous nos séances en visio.

Sur le mur derrière elle, par la caméra, j'aperçois de nombreux post-it. Je m'en étonne et elle m'explique que c'est pour que ses idées ne s'envolent pas qu'elle les met sur le mur et que, de temps en temps, elle les classe dans différents ordres : d'idées, de thèmes ou chronologique.

On voit déjà ici un cursus étoffé doublé d'une grande créativité, pourtant Martine se dit « être bête » au sens de stupide et malgré son parcours, pense avoir des capacités limitées.

Lorsque je lui demande pourquoi, elle m'explique qu'elle comprend toujours avec une lenteur infinie, au point que ses prises de décision surviennent souvent trop tard, dans un grand décalage de temps.

---

[12] CLOBERT Nathalie, *Ma bible de l'hypersensibilité*, Éditions Leduc, Octobre 2021.

Ce fut notamment le cas quand elle dut donner son avis lors de la construction du projet pédagogique de la dernière institution dans laquelle elle a travaillé. Elle ne put le faire instantanément et se retrouva à devoir appliquer un projet auquel elle n'adhérait pas.

Au moment de notre rencontre, elle a quitté cette institution pour une question d'éthique personnelle et elle vient d'accepter un job de vendeuse en boulangerie, « parce que là au moins je n'ai pas besoin de décider ».

Martine s'extrait du monde dont la course lui paraît folle et lui fait violence. Le rythme de vie en Île-de-France lui apparaît comme un fatras dont elle s'est retirée en partant vivre dans une tranquille bourgade en Charente-Maritime.

Ses tests attestent d'une très haute sensibilité sans le trait de caractère chercheur de sensations nouvelles.

Martine se vit comme inadaptée au temps accéléré de notre époque et cela nuit à son estime de soi. En se retirant du monde, elle adopte une stratégie d'évitement.

Évoquons maintenant un second style de gestion de la sensibilité, en lien avec la perception du temps Chronos : la recherche de sensations.

Juliette, 38 ans, diplômée d'une école de commerce et d'un master en ressources humaines, dirige un département recrutement dans une grande entreprise au sein de laquelle elle ne cesse de progresser. Malgré une promotion récente et des responsabilités nouvelles auxquelles il lui faut s'adapter, elle vient d'accepter en plus de ses fonctions une mission d'auditeur interne. Mariée et mère d'un petit garçon, elle travaille d'arrache-pied, entre 12 et parfois 16 heures par jour et assume à la maison de nombreuses tâches logistiques.

À proprement parler, Juliette n'est pas carriériste. Son moteur est plutôt l'apprentissage de données et de situations nouvelles. Au moment de notre rencontre, elle est « la femme qui court », saisie dans un paradoxe entre son besoin de stimulation et la nécessité de se ressourcer.

Elle m'explique que sa vie est une « mise en coupe réglée » sans aucun interstice vaquant, ce du lundi matin au dimanche soir.

À la première séance, je décide d'une visualisation. Je lui propose un arbre. Au long de la guidance, je lui demande « où se trouve votre arbre ? » elle me répond « dans un sol rocailleux, écrasé par le soleil ». Les sensations décrites par elle sont rudes. Mue par une intuition, je lui fais cette étrange demande « va-t-il vivre ou mourir ? » elle a cette réponse terrible « il galvanise ses dernières forces ».

Les tests montreront que Juliette est bien une personne hautement sensible chercheuse de sensations nouvelles. Sa capacité de traitement profond de l'information alliée à son besoin de stimulation et à son perfectionnisme l'ont placée dans une course folle, d'où tout son être est absent, et qui la mène jusqu'à une probable rupture, toute proche en réalité au moment de notre rencontre.

Ainsi, la pression du temps Chronos est vécue différemment par les personnes hautement sensibles, mais souvent au risque du fracassement du sujet.

Dans cet accompagnement à l'ajustement au temps Chronos, qui est aussi parfois une véritable rééducation, voire même une forme de « sevrage » pour un chercheur de sensations nouvelles, la sophrologue que je suis s'intéresse d'abord à la perception du temps chez chaque personne accompagnée. Comment ce temps est-il « corporalisé », c'est-à-dire quelles sensations corporelles l'accompagnent ?

Dans la pratique, fermer les yeux, prendre conscience des points d'appui du corps puis revivre un ou plusieurs moments de la journée et retrouver les sensations qui les ont accompagnés est une expérience souvent inédite et précieuse à un éveil de la perception.

Les groupes de paroles sont aussi d'inépuisables sources de richesse. Ainsi, Abel, 43 ans, africain et ingénieur agronome, partage son temps entre le Cameroun et la France, dont il connaît les deux cultures.

Il témoigne : « en Occident, on donne un nom à chaque séquence de temps, donc le temps passe plus vite et il s'échappe. On veut en être le maître mais on devient son esclave. En Afrique, le temps non nommé s'écoule bien plus doucement. Il se fait moins oppressant ».

Ainsi l'on s'ouvre à l'idée que chacun peut éprouver, c'est-à-dire découvrir sa propre perception du temps, la pression ou la stimulation qui en découle, puis l'associer aux émotions qui l'accompagnent, différentes pour chacun.

J'utilise aussi parfois l'agenda des personnes pour identifier les différentes séquences de temps qui scandent la semaine, dire s'il s'agit de temps choisi ou de temps subi et observer la présence ou l'absence de « temps libre ».

Ce document est rempli hors séance par la personne hautement sensible et, en séance, on vient le découvrir, le plus souvent possible en état de conscience modifiée pour l'associer aux perceptions du corps puis aux émotions.

À travers ces différentes pratiques et outils, on actualise ainsi le lien entre sensation, émotion et perception consciente, et l'on peut alors doucement renforcer une capacité à choisir de vivre plus en harmonie avec son rythme. Donc, à en décider, ce qui est un premier pas vers la liberté d'être.

Outre un travail de psychoéducation permettant de mieux comprendre les règles qui régissent le temps et celles qui conditionnent notre rapport au temps[13], je propose aussi souvent l'utilisation d'un *bullet agenda* au regard de l'esthétisme de l'outil qui, selon les modèles, offre des pages de coloriage, de nombreuses citations et affirmations

---

[13] Dumas Judith – organisation personnelle et gestion du temps – Formation et ateliers.

positives, ainsi qu'un espace pour la création d'un tableau de visualisation et la détermination d'objectifs personnels et professionnels à 3, 6, 9 et 12 mois, etc.

Cet outil a ma préférence, non pour renforcer une maîtrise obsessionnelle du temps mais pour ne pas oublier de s'offrir aussi la liberté d'un temps pour soi, oubli fréquent chez les personnes chercheuses de sensations nouvelles.

Mais pas qu'elles. Car la personne hautement sensible est aussi capable de se sur-adapter pour éviter que sa différence ne la stigmatise. Ce troisième style de gestion est appelé le contrôle[14] et la personne vient alors se conformer aux diktats de la société en étant absente à elle-même. Ici, le temps subjectif, dont nous parlerons dans un instant, est presque totalement déserté.

C'est le cas de Grâce, une jeune femme de 41 ans qui porte si bien son prénom. Juriste spécialisée en droit international pour la protection des biens culturels, Grâce est l'ainée d'une famille de 3 filles.

Son papa, éducateur sportif exerçant en haute montagne, et qui aurait voulu un garçon, la coache sans répit durant toute son enfance pour en faire une skieuse de haut niveau.

Grâce pratique par ailleurs la danse, qu'elle adore et lorsque vient le moment de décider d'un sport étude, c'est la mort dans l'âme qu'elle se conforme à la volonté de son père en sacrifiant la danse au profit du ski.

Il en sera de même pour le choix de ses études supérieures.

Précise, méticuleuse et perfectionniste, Grâce est très en difficulté pour arbitrer ses choix quand ils sont personnels, oscillant entre ce qu'elle veut et ce que la vie place devant elle. Elle parle de procrastination dans la mise en œuvre

---

[14] CLOBERT Nathalie, *Ma bible de l'hypersensibilité*, éditions Leduc, Octobre 2021.

d'activités qui la motivent, comme la sophrologie à laquelle elle aimerait se former.

Grâce est comme paralysée, figée dans une temporalité dont elle est comme absente. Son processus de décision ayant été invalidé par le passé, elle l'invalide aujourd'hui à l'âge adulte pour elle-même. Tandis que nous évoquons ensemble la possibilité de laisser place à un libre arbitre, elle me répond « C'est plus que ça. Il s'agit de m'autoriser à exister, avant qu'il ne soit trop tard, avant que plus rien n'ait de sens ».

Le fonctionnement de nos biorythmes et leur impact sur la santé

Cette possible absence du sujet à son temps personnel affecte aussi parfois l'horloge circadienne et plus encore chez les chercheurs de sensations nouvelles, chez qui l'on retrouvera de possibles conduites addictives.

Car vivre l'expérience phénoménologique du temps nous amène aussi à nous intéresser à notre biologie, à comprendre, pour les respecter, nos biorythmes dans l'objectif de prendre soin de notre santé.

Cette nécessité se pose avec une acuité particulière pour les personnes hautement sensibles, dont le système nerveux sympathique est suractivé.

Digérer n'est donc pas, pour le corps, une priorité et nombre de personnes hautement sensibles fabriquent du méthyl-acétate car ils ont un estomac qui se vide mal. Cette réalité digestive peut être facilement attestée par un test dit des ***gaz expirés***, à passer auprès d'un professionnel de santé.

La conséquence : les personnes hautement sensibles ont souvent une énergie débordante faisant d'eux une véritable bombe interne, d'où une mise en action permanente et une excitation qui s'exprime souvent le soir, associée à un besoin de se dépenser (par le sport notamment) pour faire « sortir » cette énergie.

Le sommeil peut donc être affecté.

La flore intestinale est également concernée car il existe un lien entre intestin et cerveau, l'intestin produisant des neurotransmetteurs qui agissent sur le cerveau, dont la sérotonine, qui intervient dans l'humeur, les apprentissages, l'anxiété, la motivation et la prise de décision et le Gaba, qui est un inhibiteur du système nerveux central.

La flore aime les sucres, les laitages, les céréales et les farines (gluten), ce qui peut amener une personne hautement sensible à en manger de manière compulsive et sans véritable faim afin de fabriquer sérotonine et Gaba qui ont une véritable action physiologique. La conséquence : on retrouvera fréquemment un syndrome de l'intestin irritable avec des spasmes intestinaux mais aussi des infections urinaires sans terrain bactérien, notamment chez la femme. Il y a également une hypersensibilité aux toxines.

Chez les personnes hautement sensibles, l'éducation alimentaire est donc très importante : idéalement, il s'agira de ne pas abuser des excitants dont l'histamine, de diminuer l'acidité du terrain, de limiter la consommation de sucre qui est inflammatoire et de détoxifier régulièrement le foie pour renforcer l'immunité.

Il est donc opportun de travailler la stimulation du système nerveux central autonome par la sophrologie, et notamment les Sophro-Respirations-Synchroniques associées aux Techniques Conditionnées pour apprendre à gérer les sources de stress.

Un travail de psychoéducation permet de rappeler brièvement ce que sont les rythmes circadiens, les processus chronobiologiques et les réalités métaboliques du corps.

Enfin, la mise en place de petits rituels matinaux et avant coucher du soir inspirés des RD1 et 2 sont également fort bienvenus pour prendre conscience de ses besoins chronobiologiques, apprendre à les respecter et imprimer tout au long de sa journée le rythme de son choix.

En somme, comprendre et choisir de construire une écologie personnelle et durable.

Quand le passé colonise le présent : réactualiser pour se penser à nouveau dans le mouvement du temps

Car si le temps structure la vie, il peut aussi l'éteindre en nous, à tout le moins la cliver. Et dans les 3 styles de gestion de la haute sensibilité évoqués plus haut, l'individu est en partie dépossédé de sa liberté à disposer de son temps, c'est-à-dire à vivre sa vie.

Cette dépossession est souvent liée à l'historicité du sujet. Car en pratique, la haute sensibilité est aussi la résultante de l'interaction entre le sujet et son environnement depuis l'origine.

Pour reprendre la formule de Saverio TOMASELLA, la haute sensibilité est aussi le « *produit de l'histoire singulière de chacun* »[15]. Son accueil plein et entier, dans « *la révolution intime de la douceur* » si joliment formulé par Anne DUFOURMANTELLE[16], est subordonné à l'accueil qui en a été fait dans l'enfance et aux **expériences de vie** qui ont structuré la construction identitaire.

Parfois, le sujet est ainsi prisonnier de schémas répétitifs qui sont autant de situations qui ne lui conviennent pas mais qu'il reproduit systématiquement au cours de sa vie et qui

---

[15] TOMASELLA Saverio, *lettre ouverte aux âmes sensibles qui veulent le rester : l'hypersensibilité est l'avenir du monde !*, Larousse, 2021.

[16] DUFOURMANTELLE Anne, *Puissance de la douceur*, éditions PAYOT, 2013.

génèrent un sentiment d'impuissance, obstruant le présent et oblitérant les possibilités de se projeter vers l'avenir.

Célestin est âgé de 53 ans. Pharmacien en établissement hospitalier, il est célibataire sans enfants. Les tests attesteront que Célestin est hautement sensible et chercheur de sensations nouvelles. Il a passé le plus clair de sa carrière à l'étranger pour diverses associations humanitaires en différents endroits de la planète. Il a déjà mené sans les achever 2 analyses, et la liste de ses diplômes et formations est impressionnante, beaucoup autour de la psychologie humaine.

Je peine à comprendre sa demande lors de l'anamnèse, car Célestin formule une idée puis repart en arrière pour restituer mille détails biographiques, parfois de manière anachronique, qui nuisent à ma compréhension de ce qui est là, prégnant.

Il est comme prisonnier d'un passé qui colonise son présent, et toute projection dans le futur semble lui être difficile.

Je parviens toutefois à identifier des répétitions néfastes dans ce qu'il tente de désigner sans le nommer vraiment : Célestin ne se trouve jamais à sa place où qu'il soit.

Cet inconfort a atteint son paroxysme au moment du Covid, alors qu'il exerce au sein d'un hôpital qui ne partage pas ses convictions en matière de conduite préventive et médicamenteuse face à l'épidémie, ce malgré son DU en épidémiologie. Célestin finit par négocier une rupture conventionnelle et traverse un épisode de burn-out de plusieurs mois dont il vient de sortir au moment de notre rencontre.

La richesse des souvenirs qui affluent en logorrhée verbale lors de nos séances les rendent confuses.

Outre des Sophronisations de Base, je propose de travailler avec un biogramme.

Biogramme

Le **BIOGRAMME** consiste à décrire les événements de votre vie dans l'ordre chronologique pour identifier des répétitions éventuelles, des évolutions et à les lier ensemble pour y donner sens. Construisez-le à l'aide du tableau ci-après.

Année	Age	Evènement personnel	Ressentis	Etudes ou Formation en cours	Vie professionnelle	Rêves et aspirations projets / attentes	Commentaires / répétitions observées	Valeurs portées par la famille

Cet outil est inspiré par l'approche narrative, qui considère que les récits d'expérience donnent forme, vie et soulignent l'identité de celui qui raconte. En reliant ensemble les expériences de vie, on donne du sens.

Pour Célestin, ce sera le déclic.

Ensemble, nous découvrons que Célestin, dernier-né d'une famille de 2 enfants, est nommé tout petit « l'espiègle », « le diablotin », « le gigoteur » tandis qu'on l'attend Célestin, c'est-à-dire « l'angélique ».

Insatiable curieux, avide de tout comprendre et de tout explorer, il vient au monde dans une famille très conventionnelle, au sein de laquelle la place des hommes est identifiée et s'inscrit, à la suite de leurs pères, dans l'exercice d'un même métier de paysan depuis plusieurs générations.

Célestin, hautement sensible et chercheur de sensations, est prisonnier d'un temps intérieur vécu indépendant du temps du monde de l'externe.

Se libérer de son histoire implique de sortir de ce clivage.

Au sens freudien du terme, il s'agit de sortir d'une « compulsion de répétition »[17], de cesser de « *répéter au lieu de se rappeler* »[18].

---

[17] FREUD Sigmund, *Au-delà du principe de plaisir*, 1919.

[18] DUBAR Claude, *Du temps aux temporalités : pour une conceptualisation multidisciplinaire*, 2014.

Le temps ontologique de l'alliance

Faire ce lien, actualiser ces temporalités pour se penser à nouveau dans le mouvement du temps nécessite une médiation. La sophrologie, au regard des multiples outils qu'elle met à notre disposition, est cette médiation.

Par le logos, d'abord, car trouver un langage commun pour dire le vécu intérieur, intrapsychique, et le rendre intelligible, partageable, dans le présent de la séance implique un accordage de Soi à l'Autre et de l'Autre à Soi.

Cette médiation devient alors intersubjective et cet entre-deux est un temps humain. Le temps de la rencontre. Le temps de l'alliance.

Le temps, aussi, de l'actualisation, qui offre de modifier non pas les faits inhérents au passé mais les représentations que l'on s'en fait : intégrer les expériences passées pour en nourrir le présent et s'ouvrir à l'action créatrice d'un futur au sens de ce que l'on fera advenir.

C'est un temps réflexif, qui participe à construire une identité du Moi et à se penser à nouveau dans le mouvement du temps.

Dans cette approche humaniste de la sophrologie, le concept de **tridimensionnalité**[19] nous apparaît dans toute sa puissance. Il permet l'exploration des dimensions passé, présent, futur, et crée par la totalisation un alignement dans notre existence. En s'appuyant sur nos valeurs, il introduit la dimension existentielle. C'est la trilogie Découvrir, Conquérir et Transformer. Nous avons parlé de découvrir. Voyons comment Conquérir.

C'est un exercice de patience, un accordage au juste temps utile à l'intégration au sens sophrologique du terme. C'est elle, à travers ces pauses d'intégration et ces

[19] CHÉNÉ Patrick-André, *Sophrologie fondements et méthodologie* tome I, Éditions Ellébore Thésus, 2014.

phénodescriptions qui nous sont si familières, qui pour moi, crée un mouvement intégratif qui autorise la conquête.

Dans la langue de François ROUSTANG, on parlerait de « *savoir attendre pour que la vie change* »[20]. Les conditions d'un changement intérieur que nous, sophrologues, appelons conquête sont pour François ROUSTANG non pas affaire de réflexion mais affaire de posture. Il s'agit de se « mettre en position ». Se mettre en mouvement de (se) trouver. Que de résonnances subtiles avec la sophrologie dans ce cheminement intérieur au juste pas de l'homme.

Dans l'accompagnement des personnes hautement sensibles, la douceur y sera indispensable.

Indispensable à la construction de cette alliance, au maintien de sa dynamique et à la mise en mouvement de l'Autre dans cette quête transformatrice. Car si la douceur est définie comme « *un mouvement progressif et aisé de ce qui fonctionne sans heurt ni bruit* »[21], pour devenir cette modalité dans le rapport à Soi, la douceur nécessite, dans mon expérience clinique, d'être initiée et mise en mouvement dans l'alliance.

Ainsi le sujet se construit comme conscience. Conscience réflexive, constructive d'une identité du Moi.

Conscience de soi dans le temps, bien susceptible de répondre à une quête existentielle propice à donner du sens. À transformer.

Se rencontrer, soi : le temps subjectif et la création d'un espace intérieur

Car, si pour Irvin YALOM[22] la recherche de sens est présente en chacun de nous, elle se pose avec une acuité

---

[20] ROUSTANG François, *Savoir attendre pour que la vie change,* Éditions Odile Jacob, Mars 2021.

[21] Dictionnaire Le Robert.

[22] YALOM Irvin, *Thérapie existentielle,* Août 2017.

particulière chez les personnes hautement sensibles. En effet, leur attention aux détails, leur empathie notamment émotionnelle et cognitive, leur traitement long et profond de l'information génèrent une grande richesse de la vie intérieure autant qu'un questionnement intense.

Il nécessite d'entrer dans l'intimité de la rencontre à Soi. Pour cela, il faut faire de la place.

Faire de la place, c'est ne pas remplir inutilement le traitement long et profond de l'information sensorielle car la « *voix de l'âme* »[23] au sens de celle du désir ne peut se frayer un chemin que si on y laisse une place.

C'est un intervalle, un moment opportun. Celui qui permet d'inviter le Kairos. Car ce dieu, sous les traits d'un jeune homme muni d'une double paire d'ailes, dans le dos et aux pieds, se déplace très rapidement. Mais il est aussi chevelu devant, et chauve derrière, ce qui implique qu'une fois passé, on ne peut plus le saisir par les cheveux.

Kairos est le temps du moment opportun.

Dans sa main gauche, il porte un rasoir sur lequel est posée une balance qui pèse le pour et le contre. Ce rasoir symbolise la décision. Kairos désigne un instant décisif, un point de basculement incluant l'idée d'un avant et d'un après.

Long ou court, Kairos est un temps subjectif, qui autorise la rencontre à soi et à son désir propre qui est « *l'essence de l'homme* »[24]. À proprement parler, il n'a pas de durée. Mais il lui faut un espace où être convoqué. Une vacuité. Or l'enjeu de cette convocation est de taille : il s'agit de ce que je maintiens vivant en moi, en restant connecté à des informations dont ma singularité propre va se saisir pour me transformer.

---

[23] ROUSSEAU Jean-Jacques, *Émile ou de l'éducation*, 1762.
[24] SPINOZA, *Œuvres III – Éthique,* Ed. Garnier-Flammarion 1971.

C'est aussi la place pour la créativité dont Lacan[25] écrivait qu'elle est « ex nihilo ». C'est le temps de mobiliser ses forces d'expression.

Ce temps intime, « *marqué par l'élasticité, pénétré d'émotions, orienté par le désir, chargé de volontés* (…) »[26] est la source vive d'où jaillit l'action créatrice, et qui offre à *l'être-dans-le temps* que nous sommes, conscient de sa propre finitude, la possibilité d'un « temps non divisé ». D'une unité.

C'est de cette source vive que nous tirons notre énergie, nos idées, notre inventivité et nos plus belles productions. La créativité prend racine dans nos ressources personnelles. Une graine contient l'arbre en puissance. La créativité nécessite cette « *parcelle de temps dont chacun dispose en propre* »[27], et c'est l'installation dans une durée personnelle qui permet ce type de jaillissement et nous fait nous sentir être libre autant que vivant.

Dans cette présence à lui-même, le sujet se construit comme conscience. Ce temps subjectif est un temps ontologique, qui questionne les valeurs essentielles que sont notre liberté et notre responsabilité. Hautement sensible ou non, il nous renvoie à l'idée de prendre en charge la responsabilité de notre devenir en écoutant notre désir[28], qui est l'essence même de l'homme, c'est-à-dire l'effort par lequel l'homme s'efforce de persévérer dans son être.

Un désir qui demande du temps, car il s'éprouve dans le temps et se module avec le temps.

---

[25] LACAN Jacques, *L'éthique de la psychanalyse - Le séminaire*, Vol. 7, Éditions Points, 2019.

[26] MINKOWSKI Eugène et PELICIER Yves, *Le temps vécu : études phénoménologiques et psychopathologiques*, Éditions Delachaux et Niestlé, 1933.

[27] L'HEUILLET Hélène, *Éloge du retard*, Ed. Albin Michel, 2020.

[28] « *Le désir est l'essence même de l'homme, c'est à dire l'effort par lequel l'homme s'efforce de persévérer dans son être* » écrit Spinoza dans le livre III de *L'Éthique.*

Platon dans le *Cratyle* soutient l'idée que le temps requis pour une tâche dépend de la chose elle-même et non du laps de temps que l'on consent à lui consacrer. Savoir combien de temps demande notre désir implique donc de se créer un espace psychique intérieur en lequel se retrouver régulièrement. Un espace que je pourrais ici, si je l'osais, rapprocher de la notion d'espace phronique.

En pratique, inviter le Kairos chez les PHS n'est pas toujours chose facile notamment lorsque le temps Chronos a avalé le temps subjectif. Il s'agira de se connecter au vivant : un oiseau, une branche d'arbre, une sophro-contemplation pour en éprouver toutes les perceptions.

Il s'agira d'introduire aussi à la beauté de l'impermanence des choses, autorisant de s'émerveiller des changements de la nature au fil des saisons, et de leur renouvellement. C'est aussi le nôtre.

Ainsi, les vivances des différentes techniques, les pauses d'intégration, le lien à soi-même créé par les phénodescriptions construisent, au fil de la cure sophronique, cet espace nouveau autrement nommé région phronique, à l'intérieur de laquelle nous venons à la rencontre d'un temps d'intimité où nous nous faisons exister.

CONCLUSION

Hautement sensible ou non, je vous souhaite de suspendre le Chronos et de rentrer chez vous, là, au cœur de votre intimité, comme des êtres suspendus au vide d'où surgira votre désir pour, selon l'expression de Michel Foucault « *faire de votre vie une œuvre d'art* ».

Je vous souhaite de le faire avec douceur, car la douceur appartient à la sensibilité, et la sensibilité est une puissance de métamorphose.

LA SOPHROLOGIE ET NOTRE VÉCU INTÉRIEUR DU TEMPS

Benoit FOUCHÉ

Nous sommes tous soumis au pilotage automatique (à cause d'Internet), à ce que Jacques Donnars appelait « le temps des montres ». La pratique de la Sophrologie permet d'échapper au temps des montres et d'accéder à différents états de conscience modifiés qui sont des vécus du temps différents.

La Sophrologie nous permet d'accéder d'abord aux vibrations de notre corps émotionnel : c'est un rythme temporel qui s'exprime comme des vagues de différentes intensités sur la plage de notre conscience corporelle. Nous avons appelé ces vagues émotionnelles, dans notre livre *Métasophrologie* : les Univers Corporels Inconscients, car ce sont des mouvements d'énergie qui vont de notre vivance intérieure vers une action extérieure. Dans notre vécu habituel, ils restent inconscients et, dans la pratique de la Sophrologie, nous en prenons conscience. Ce sont : l'enracinement, la défense, l'expansion, l'attachement, la descente dans les profondeurs, la verticalité, l'enveloppe (vivre dans sa bulle), la communication, l'élan créateur.

Et puis ensuite, nous rencontrons, surtout à travers le rêve éveillé, notre passé avec ses joies et ses peines. Et surtout nous découvrons ces épisodes de notre enfance qui ont marqué notre personnalité et qui sont, en grande partie, restés inconscients. La sophrologie nous permet de découvrir cet inconscient personnel qu'on appelait autrefois : « ce passé qui ne passe pas ». La sophrothérapie nous permet de revivre ce passé, de le verbaliser pour nous permettre de le maintenir à distance.

Et puis nous rencontrons, à travers les images qui surgissent en état de méditation, des images fondamentales que Jung a appelé les archétypes de l'inconscient collectif. Ce sont, pourrait-on dire, des images mythologiques qui appartiennent à toutes les cultures. Ce sont des mouvements d'énergie en nous-mêmes. Ce sont à la fois des images symboliques et des mouvements d'énergie émotionnelle à l'intérieur de nous. L'idée de l'archétype peut se rapprocher de la notion d'Universel Corporel Inconscient. Mais le vécu de l'archétype reste beaucoup plus à l'intérieur de nous.

Nous allons vivre ces Archétypes, cousins des U.C.I. dans une pratique sophrologique.

Le 1er archétype est l'Enfant fripon : c'est l'enfant qui a acquis la position debout et peut danser. Il n'est pas encore dans la pensée ; il est dans le mouvement, enraciné dans la terre. Je suis debout, les jambes écartées et je respire dans mon hara, sous le nombril, centre de gravité du corps. Le hara est un mot japonais : c'est le centre Terre.

Le 2e archétype est l'animal terrible, le Dragon dont parle Jung qui permet de transformer les énergies chtoniennes en énergie solaire. Nous pratiquons le barattage, la contraction du ventre par saccade pour passer du hara au plexus solaire. Nous faisons bouillonner nos émotions dans notre ventre pour les apaiser.

Le 3e archétype est le Soleil : nous respirons dans notre plexus solaire en imaginant un paysage de printemps. C'est se vivre comme un être rayonnant.

Le 4e archétype est, pour moi, très important : c'est la Grande Mère. Nous la vivons debout, dans la posture du chandelier à 3 branches, en faisant vibrer le cœur. Puis, nous nous mettons dans la posture de Qi Gong, « Embrasser l'arbre » et nous vivons la protection maternelle sur l'enfant.

Le 5e archétype est l'Océan primordial. Nous sommes debout et nous respirons dans notre périnée qui nous ouvre sur l'océan en-dessous de nous. Ce sentiment est fondamental, c'est vivre l'océan primordial où nous sommes nés et où nous retournerons à la mort.

Le 6e archétype est le Héros, le guerrier, la verticale ; c'est un vécu phallique, l'érection de la colonne vertébrale. Nous sommes debout, les genoux fléchis pour pousser le bassin en arrière et cambrer les lombaires. Nous dressons les bras tendus au-dessus de la tête, et nous poussons les bras vers le haut et l'arrière pour sentir la tonification de notre colonne dorso-lombaire.

Puis nous nous asseyons sur un fauteuil, avec la colonne vertébrale bien droite.

7e archétype : nous respirons dans notre colonne d'air intérieur entre le nez et le hara. C'est le Soi. « Je suis là présent(e) ». C'est, dit Jung, « *l'homme accompli, celui qui a dépassé ses contradictions intérieures* ». Et nous allons, à nouveau, respirer jusqu'au périnée, « le fond de l'océan » comme on dit dans le Tao chinois et nous rentrons en relation avec l'océan primordial.

Le 8e archétype est le Vieux Sage. Je suis assis, je respire dans mon hara pour accueillir l'autre. Le hara, c'est le lieu de l'utérus chez la femme, cette cavité qui reçoit l'enfant et qui le protège. Chez l'homme, il y a un utérus imaginaire qui reçoit et écoute l'autre.

Le 9e archétype est Dieu : je respire dans ma voûte crânienne comme une voûte céleste. Je mets mes doigts alignés sur la ligne médiane du crâne et je fais vibrer la fontaine jaillissante. C'est le sentiment de l'envol vers le ciel. Pour Jung, c'est un sentiment du divin et non une croyance en sa réalité. « *Dieu, c'est le sentiment d'être relié à la totalité* ».

Je veux mettre en parallèle les Universels Corporels Inconscients de notre *Métasophrologie* et les Archétypes de Jung, car nous sommes dans les deux thèses dans un temps de vie intérieure qui ne vit pas au même rythme que le temps pratique. Mais les UCI sont plus un vécu comportemental, alors que les archétypes sont plus des mouvements imaginaires intérieurs. Le Dragon, la Grande Mère, le Héros fonctionnent selon le temps d'une roue qui tourne, alors que le Soleil, l'Océan primordial, le Vieux Sage, Dieu sont de l'ordre du temps présent : je suis là dans la contemplation.

1/ On peut faire une analogie entre l'enfant fripon et le sentiment d'enracinement. Il y a là le vécu des rythmes de notre corps, bien planté dans la terre.

2/ L'archétype du Dragon est un combat à l'intérieur de nous qui induit une transformation de notre vie émotionnelle. Dans les UCI, nous parlons de la pulsion de défense qui est un combat vers l'extérieur. Ce n'est donc pas la même chose.

3/ L'archétype du Soleil, c'est le rayonnement. Nous parlons, nous, d'une pulsion d'expansion. Et nous le vivons en sophrologie : sentir que notre corps se dilate comme une bulle.

4/ La Grande Mère, c'est la pulsion fondamentale de l'attachement. La pulsion d'attachement, c'est le sentiment fantasmé d'être contenu dans l'utérus maternel. Les Freudo-Lacaniens nous disent que nous avons tous un phallus imaginaire et symbolique. Or il faut dire et sentir que les hommes aussi ont un utérus imaginaire et symbolique.

5/ L'archétype de l'océan primordial, c'est l'océan dont nous émergeons à la naissance. Dans les UCI, nous parlons de descente dans la profondeur, ce sentiment de rencontrer la source de la vie.

6/ L'archétype du Héros, c'est la pulsion de verticalité qu'il faut vivre dans sa vie : « je suis droit dans mes bottes ». C'est le Père guerrier qui défend le territoire.

7/ L'archétype de l'homme accompli du Soi peut être vécu dans l'UCI de l'enveloppe du corps qui permet de se distinguer de l'autre et du monde : le sentiment d'un espace intérieur et d'un espace extérieur. Mais le Soi est au-delà, puisque « c'est l'individu dans sa vérité profonde ».

8/ Le Vieux Sage, c'est la pulsion de communication qui écoute l'autre.

9/ Le sentiment de Dieu que Jung a décrit comme « *l'élan vers le grand tout* » n'existe pas en *Métasophrologie*. Par contre, pour nous sophrologues, l'élan créateur est une pulsion essentielle.

Nous avons vécu le temps des images symboliques qui appartiennent, selon Jung, à toutes les cultures et à toutes les époques.

Nous allons vivre l'état de la méditation, assis, les yeux fermés. La méditation est un état de conscience modifié qui peut avoir trois stades.

La première étape est la méditation concentrative : nous sommes concentrés sur un objet, un mantra, la respiration. Ensuite, il peut y avoir un état de rêverie où il y a des associations d'images. Puis, il y a finalement la méditation transcendantale = un état de conscience vide d'objet. Nous sommes dans un espace sans limite. Nous sommes hors du temps.

Mais la S.F.S., dans son travail de recherche :

- doit, non seulement, classer le vécu de ces états modifiés de conscience par les sophronisants et évaluer la progression des vécus au fur et à mesure de la pratique ; il faut évaluer le temps de progression.

- doit aussi mesurer comment ces vécus intérieurs (ces émotions, ces images) et ces états de conscience modifient le volume des noyaux cérébraux (sur une IRM anatomique) et le métabolisme des neurotransmetteurs (sur une Tomographie à émission de positons).

Le cortex préfrontal (dont on peut mesurer l'activité sur les IRM et les TEP) se consacre, habituellement, à la planification de l'action, au raisonnement et à la maîtrise des émotions. En état sophronique, il devient « la région du vagabondage mental ». C'est Michel Le Van Quyen, chercheur en neurosciences à l'INSERM, qui en parle dans son livre « *Cerveau et Silence* ». Michel Le Van Quyen parle de cet état de rêverie à la page 114 de son livre : un chercheur Kekulé, chimiste du 19e siècle travaille sur la structure moléculaire du benzène. Il fait donc fonctionner son cortex préfrontal et n'arrive à rien. Alors, pour se reposer, il rêvasse devant le feu de cheminée. Il a une image quasi hallucinatoire : l'ouroboros, le serpent qui se mord la queue en formant un cercle. Or l'ouroboros appartient à plusieurs mythologies. C'est un archétype. Cette vision va permettre au chimiste de comprendre la structure du benzène. Selon Le Van Quyen, le cortex préfrontal fonctionne autrement que dans l'attention active et devient « un réseau par défaut ». « *Les images prises en IRMf montrent des vagues d'énergie à un rythme d'un toutes les dix secondes* ». dit Van Quyen p.29. « *Ces vagues d'énergie sont des vagues de consommation d'oxygène* ». L'IRM enregistre des ondes d'oxygène : c'est ce que je comprends. Le réseau par défaut fait circuler l'énergie entre le cortex préfrontal (qui fonctionne à un rythme plus lent que dans l'attention focalisée), le cortex cingulaire postérieur et le cortex temporal médian.

Cette expérience intérieure que nous pouvons vivre en état sophronique se traduit en Imagerie Cérébrale par des ondes vibratoires. Le chercheur qui s'intéresse au vécu du temps doit, à la fois, faire vivre la rêverie, verbalisée par le sophronisant et mesurer la circulation cérébrale avec l'Imagerie.

LE TEMPS À L'ÉCHELLE D'UNE SÉANCE

Nathalie MALARDEAU-GAUZENTES
et Céline MESTRE

Introduction – Nathalie Malardeau-Gauzentes

Nous avons choisi de nous adresser avant tout aux personnes ici présentes et qui sont étudiantes, novices dans leur cabinet et aussi aux personnes installées dans leur métier de sophrologue tant en cabinet, qu'en institution, qu'entreprises, écoles, milieu associatif…

Nous souhaitons répondre aux questions que nous nous sommes toutes, tous, posées un jour, dans notre quotidien ou bien dans une situation particulière.

Nous tenterons de répondre aux questions les plus courantes mais aussi avec un temps de questions / réponses à celles que vous vous posez encore autour du thème « Le Temps des séances » pour les sophrologues.

Notre présentation se veut globale, expérientielle afin de partager un cadre, et aussi pour vous inviter à une réflexion, adaptation à vos pratiques et vos individualités.

Une intervention qui ne sera pas exhaustive mais qui se veut « pratico-pratique ».

Nous vous proposons un diaporama avec les questions générales auxquelles nous répondrons d'un point de vue de la prise en charge individuelle et de la prise en charge en groupe.

1/ Combien de temps dure une séance de sophrologie ? - Céline Mestre

Séance individuelle :
Une séance individuelle dure généralement 1 heure, parfois 1h30 au premier rendez-vous avec un temps plus long pour l'anamnèse : en effet, le sophrologue effectue une évaluation approfondie des besoins du client, explique les principes de la sophrologie et propose une première pratique. Le temps passe donc très vite !

Pour les plus jeunes (enfants / adolescents), la séance dure généralement 45 minutes seulement.

Séance en groupe :
De la même façon, une séance de groupe dure 1 heure en moyenne, selon le nombre de participants et en accord avec le lieu d'intervention. Pour les ateliers thématiques ou les stages, la durée peut être étendue à 1h30, voire plus, en fonction du sujet traité et des besoins du groupe. Mais dans ce cas, ce n'est plus une « séance » au sens classique.

2/ Comment se déroule le temps, l'heure d'une séance ? - Nathalie Malardeau-Gauzentes

Séance individuelle :
La séance individuelle se décline en plusieurs temps :

a - celui de l'accueil, d'échanges pour comprendre l'état d'esprit du client et discuter des expériences depuis la dernière séance, (évènements particulier, pratique personnelle…)

b - celui du dialogue pré-sophronique, le sophrologue propose une intention de séance du jour

c - celui de la pratique (le temps le plus important)

d - celui de la phénodescription, ou lecture des vivances

e - celui d'échanges où la sophrologue répond aux éventuelles questions, donne ses recommandations pour la pratique personnelle, reçoit le règlement et fixe un prochain rendez-vous.

Le temps passe donc très vite, le sophrologue saura être un « gardien » du temps :

- 5/10 min - accueil / écoute de la personne
- 35/40 min - pratique de la séance
- 5/10 min - phénodescription, prise du prochain rdv

Bien sûr beaucoup d'éléments concernant l'accompagnement de la personne peuvent amener à des variables.

<u>Séance en groupe</u> :

En groupe, le déroulement d'une séance comporte des similitudes avec les séances individuelles, mais il y a des éléments spécifiques liés à la dynamique de groupe. Par exemple, l'accueil dans une atmosphère agréable et de confiance et la présentation peuvent durer plus longtemps car le sophrologue doit prendre le temps de présenter clairement le déroulement de la séance, rappeler les règles de respect et de confidentialité au sein du groupe.

A contrario, à la fin d'une pratique en groupe, le sophrologue propose un temps de partage facultatif où les membres du groupe peuvent partager leurs expériences, sensations ou émotions mais la parole n'est pas forcément aussi libre qu'en individuel donc ce temps peut être plus court.

- 10/15 min - accueil / écoute de chaque personne
- 40/50 min - pratique de la séance
- 15/20 min - phénodescription des participants

Là aussi, la sophrologue sera la « gardienne » du temps et saura équilibrer les temps de la séance, et le temps de paroles équilibré entre les participants.

3/ Combien de temps dure un accompagnement en sophrologie ? – Céline Mestre

Séance individuelle :

Souvent les personnes nous interrogent sur la durée de l'accompagnement. « Un certain temps », « un temps certain », « ce temps qui sera le vôtre » ! Même s'il est difficile de répondre de façon globale à cette question, voici quelques points de repère.

Un accompagnement en sophrologie peut durer de 3 semaines à plusieurs mois (par exemple : 3 semaines pour une préparation aux examens, plusieurs mois pour l'accompagnement à la grossesse).

Dans la prise en charge de sophrologie et selon la demande, il peut être mis en place un cadre de travail avec un nombre défini de séances (gestion du stress, préparation à un examen, passer le permis, une épreuve sportive pour acquérir des outils…).

Certains accompagnements sont donc courts et spécifiques, tandis que d'autres peuvent être plus étalés dans le temps pour travailler sur des aspects plus profonds.

Cela dépend aussi bien sûr de la fréquence des séances, qui peuvent être plus rapprochées au début, pour « ancrer » les techniques clés, ensuite la fréquence peut être espacée à mesure que le client progresse et intègre la sophrologie dans sa vie quotidienne. De fait, la fréquence dépend des préconisations du sophrologue, mais aussi de sa disponibilité et de celle du client.

Notons que dans la prise en charge de sophrothérapie, on peut avancer avec le client sans fixer de nombre de séances, mais plutôt se glisser dans une temporalité non décidée. Ainsi, le travail pourra avancer avec des temps « paliers » pour faire un bilan et ajuster l'intention à donner à la suite du travail. Il s'agit donc là d'un travail « sur mesure ».

En ce qui concerne la fin de la prise en charge, lorsque le travail atteint son aboutissement, le sophrologue fera un bilan, car la fin de la prise en charge est aussi une modalité de l'accompagnement. Cette décision se prend à deux, chacun pouvant exprimer ses motivations, réflexions, choix, sans aucune pression. Une ou deux séances peuvent être proposées sur ce temps de fin de travail, de séparation.

Parfois la fin de travail peut être brutale (sms, annulation par sms, message) c'est une rupture tant pour le sophrologue que pour la personne elle-même.

Séance en groupe :

En groupe, la durée totale d'un accompagnement peut également varier, généralement sur plusieurs semaines ou mois. Certains groupes sont structurés avec un programme défini sur une période donnée, tandis que d'autres peuvent être des sessions continues avec une participation flexible.

Le temps est souvent défini par le sophrologue au moment de la prise en charge du groupe et fait le plus souvent partie intégrante du cadre. Ce cadre est sous la responsabilité du sophrologue et/ou en accord avec le lieu de la prise en charge (entreprise, association, institution…).

L'intention de la proposition de séances de groupe est soit large au sens de « Séances de Sophrologie » ou bien répondant à une intention de travail comme « Gestion du Stress » ou « Développement de la confiance en soi, Renforcement de la concentration... ».

Par exemple, les entreprises demandent souvent une intervention avec une intention, une cible d'action. À ce moment-là un protocole est défini et mis en place avec le sophrologue.

Les séances de groupe sont le plus souvent prévues :
- à l'année,
- au trimestre,
- en un nombre fixe de séances (ex : 10 séances).

4/ Comment gérer le temps de la séance ? - Nathalie Malardeau-Gauzentes

La notion de temps au sein du cabinet est un pilier important de la prise en charge, c'est l'ancrage temporel.

Le sophrologue doit gérer le temps de la séance, c'est le gardien du temps, un cadre où la personne s'inscrira dans une notion de sécurité. La ponctualité en est un repère tant dans la prise de rendez-vous que dans la durée de la séance (sauf situation exceptionnelle).

Certaines personnes viennent dans le stress et pendant la séance la surveillance du temps ne doit pas leur peser (surtout pendant les séances entre midi et deux heures). Si une personne précise qu'elle doit partir 10 min plus tôt, le sophrologue se doit de prendre ceci en considération pour que le client puisse se laisser aller dans sa séance qui lui sera bénéfique.

Un repère temps (réveil, pendule) peut être placé dans le cabinet pour que le sophrologue ait l'heure sans avoir à regarder la montre (ce qui pourrait être inconfortable pour le client).

Si le client a tendance à dépasser le temps de la séance, il est important de rappeler le cadre de la séance, avec des petites phrases comme : « le temps de la séance est passé », « je prends note de ce que vous évoquez, nous en reparlerons à la prochaine séance »... (bien sûr sauf situation exceptionnelle).

5 / Le temps de préparation / de récupération pour le sophrologue

Céline Mestre :

J'ai l'habitude de dire qu'1 heure de séance, c'est 2 heures de travail ! Car en plus de la séance proprement dite, il faut compter le temps de préparation et le temps de suivi.

Pourquoi (au moins) 30 minutes de préparation ? Parce qu'il faut tout d'abord structurer à l'avance sa séance, au niveau du déroulement, du choix des techniques, etc. (tout en gardant en tête qu'il faut pouvoir adapter si nécessaire), et s'assurer de bien connaître les techniques sophrologiques qui seront proposées au client, voire les réviser ! Ensuite, il s'agit de créer un environnement propice : l'éclairage, la température, le confort sonore, le confort d'installation, la propreté des lieux…

Pourquoi (au moins) 30 minutes de suivi de séance ? Si vous fournissez des enregistrements audio à vos clients, il va falloir les enregistrer ! Et si vous faites le choix d'enregistrer « en direct » pendant la séance, ou bien de ne pas fournir d'enregistrement du tout, il faut quand même prévoir un temps de suivi (envoi de supports visuels, de documents explicatifs, de conseils de lecture…). Dans le cas des séances « enfants » où les parents ne sont pas présents, j'envoie systématiquement un « compte-rendu » de séance aux parents.

Je n'ai même pas encore parlé du temps de récupération que doit s'octroyer le sophrologue après une séance. Prévoyez un temps de transition entre chaque séance pour vous permettre de passer d'un état de concentration intense à un état plus détendu. Cela peut être un court moment de pause ou de méditation personnelle. Prenez aussi un moment pour évaluer la séance. Qu'est-ce qui a bien fonctionné ? Quels aspects pourraient être améliorés ? Cette réflexion rapide peut être utile pour affiner vos compétences au fil du temps. Enfin, n'oubliez pas que la sophrologie peut être exigeante énergétiquement, surtout si vous travaillez avec des émotions profondes. Apprenez à gérer votre énergie en adoptant des pratiques de bien-être personnelles, à commencer par la sophrologie pour vous-même, ou bien la méditation, ou même une courte promenade.

Nathalie Malardeau-Gauzentes :

Avant l'accueil du client, le sophrologue peut prendre quelques instants pour parcourir la fiche de son client (si fiche est faite), pour aérer la pièce, s'autoriser quelques respirations à soi…

Pour le suivi des enfants, je propose une séance de régulation toutes les 5/7 séances.

Après la séance, le sophrologue peut là aussi prendre quelques instants de note de la séance du jour, l'intention de travail du jour, de la séance proposée.

Un temps entre deux personnes sera à la convenance de la sophrologue, en fonction du nombre de ses clients, des groupes.

Un temps entre deux prises en charge semble bienvenu et sera adaptée par chacun.

Pour la prise en charge de groupe il est parfois établi avec le coordinateur d'un rapport de suivi, bilan du travail, (les transmissions par exemple en milieu hospitalier).

Conclusion – Céline Mestre

Le temps, dans la proposition d'animation d'une séance de sophrologie tant individuelle qu'en groupe, constitue donc un fondamental du cadre, tout autant que le lieu qui accueille la personne. Il propose à la personne, au groupe, un élément de sécurité important qui lui appartient pleinement et qui lui permettra de se laisser porter dans la séance. « Un temps pour soi ».

Je vous propose à présent de vivre un temps de pratique sophrologique, que nous allons animer toutes les deux, pour ma part je vous retrouve à la toute fin de cette intervention, juste avant vos questions, et je laisse maintenant la parole à Nathalie.

Animation Séance de Sophrologie - La temporalité – Nathalie Malardeau-Gauzentes

Installation

…je m'installe dans la salle, je regarde tout autour de moi… … je ferme mes paupières, je m'installe dans ma respiration, l'air qui pénètre dans mes narines, l'air que je souffle par la bouche… … Je m'intéresse à ma tête, à mon visage, cou/nuque/gorge, épaules, mes jambes et mes pieds, je laisse mes pieds se poser, s'oxygéner... dans la totalité de mon corps.

Puis je laisse remonter mon niveau de vigilance pour me préparer à pratiquer un étirement de tout mon corps dans ma position debout. Je sens mes pieds en contact avec le sol, je décolle le dos du dossier… je prends une grande inspiration… je pousse sur mes pieds et je suis debout. Conscience de mes pieds, de mes jambes, de mes cuisses, mon bassin sur mes hanches, mon dos qui s'étire tout le long de ma colonne vertébrale, mes deux bras de chaque côté, mon cou ma nuque ma gorge et ma tête, le sommet de ma tête en contact avec le ciel. Présente dans ma position je peux lever les bras tendus près des oreilles, je ferme les poings serrés et je prends une vaste inspiration par le nez, rétention de l'air et je contracte tout mon corps... Je souffle et je retrouve la position assise sur le siège derrière moi…

Je retrouve la position assise, je m'intéresse aux sensations dans ma tête et mon visage… … … jusqu'aux pieds. Bien installée chez moi, en moi…

Temporalité dans le quotidien

Là, présente dans mes sensations, si je le souhaite, je laisse apparaître derrière l'écran de mes paupières, la pièce où je suis, je retrouve la salle les personnes, près de moi, je sais mes vêtements, ma coiffure… …

Puis je laisse venir à moi ce que j'ai fait hier soir, le lieu, les personnes avec moi ou pas, un moment que j'ai apprécié particulièrement ou celui qui se propose à moi…

Puis je sens mes pieds, mon dos contre le dossier, là maintenant, je suis présente ici…

Et je peux maintenant m'imaginer dans ma semaine à venir : des moments à venir de mon quotidien, des moments prévus dans mon agenda de travail, de famille… …

Temps de désophronisation avant lecture du poème.

Poème autour de la temporalité en sophrologie – Céline Mestre

Dans l'éclat doux de l'instant, le temps danse,
Un souffle, une pause, une subtile transe.
En sophrologie, il s'étire et s'écoule,
Un flux de bien-être où l'âme s'enroule.

Le temps, compagnon de chaque respiration,
Guide nos séances, source d'inspiration.
Dans le souffle profond, une symphonie,
Harmonie du présent, de la sophrologie.

Là, le passé s'efface, l'avenir s'effiloche,
Seul demeure l'instant, douce étoffe.
Un présent intensifié, vibrant,
Où le corps et l'esprit dialoguent constamment.

Le temps devient un allié, non un fardeau,
Un tissu subtil où se dévoile le calme beau.
Les minutes se mêlent en une danse lente,
Chaque battement résonne, harmonie vibrante.

Les exercices tissent des instants suspendus,
Où le mental respire, paisible et diffus.
Le temps, en sophrologie, devient un ami,
Égrainant sérénité et douce mélodie.

Dans cet espace-temps, chaque séance dévoile,
Une quiétude profonde, une joie sans égale.
Le présent, déployé comme autant de pétales,
Guide vers l'apaisement, où le temps s'installe.

Ainsi, en sophrologie, le temps révèle sa magie,
Une danse intemporelle, une délicate énergie.
Dans le souffle, dans l'instant, évidente,
Où le temps devient l'âme qui chante.

LA RELATION
ENTRE L'ACTEUR ET LE TEMPS

Hervé DUBOURJAL

Prenons d'abord trois-quatre secondes de silence…

(Silence)

C'est le temps que prend le tennisman avant de servir, le footballeur avant de tirer un penalty, le chef d'orchestre avant de lancer la première mesure, sobrement comme chez Georg Solti ou Riccardo Muti ; avec une théâtralisation expressive comme chez Herbert von Karajan ou Leonard Bernstein.

Qu'est-ce qu'ils attendent ?
Qu'est-ce que nous avons attendu ?

- De trouver la pulsation ?
- D'entrer dans un rythme ?

(Je ne sais plus où j'ai lu que la première expérience que les hommes ont eu du temps venait du rythme imprimé par le passage des troupeaux d'animaux. On peut imaginer que les battements réguliers des mains sur un tronc d'arbre creux imitaient cette cadence.)

- D'entendre…

Peut-être pourrons-nous esquisser une réponse à la fin de cette courte présentation.

Courte parce que le contrat passé avec les organisateurs de ce congrès était clair et précis : « Vous aurez vingt minutes de présentation suivies de dix minutes de questions. » Le premier rapport au temps, le même pour tous, se comprend donc comme une contrainte qui rend synonymes temps et durée (réduire le temps/la durée de travail).

Sur la relation entre « l'acteur » et « le temps », nous pouvons faire trois hypothèses :

1. On a une idée de ce qu'ils sont et on va apprendre quelque chose de nouveau de chacun d'eux en les rapprochant ;
2. On ne sait pas ce qu'ils sont et leur rapprochement va nous apprendre quelque chose sur chacun d'eux ;
3. On ne sait rien et on n'apprendra rien ! (Il ne faut jamais mésestimer cette possibilité !)

Sait-on ce qu'est un acteur ?
Sait-on ce qu'est le temps ?

La question de l'être nous fait basculer dans la philosophie… Qu'est-ce que ?

Qu'est-ce donc qu'un acteur ? (Pour la clarté de la présentation, nous considérerons comme non pertinente la distinction pourtant importante entre « acteur » et « comédien »)

Posons trois thèses :

1. L'école française, que j'appelle, un peu par provocation, celle de l'acteur platonicien, qui présente deux caractéristiques :

- Fonder l'interprétation sur la diction (cf. Le fameux traité de Georges Le Roy, ancien sociétaire de la Comédie-Française et grand professeur au Conservatoire national supérieur d'art dramatique) ;
- Considérer que l'acteur, qui est au service de l'auteur, doit chercher à atteindre le personnage présenté

comme une réalité supérieure. Michel Bouquet était représentatif de cette école. (Notons que l'on doit à Denis Diderot l'expression la plus radicale de cette approche puisque son fameux *Paradoxe sur le comédien* défend l'idée que le grand comédien méprise la sensibilité et, à partir de ses multiples observations, arrive à atteindre le modèle idéal quand il joue. Il ne sera pas un misanthrope, mais le *Misanthrope*… Mais c'est un paradoxe…)

2. L'école russe (Constantin Stanislavski et sa *Formation de l'acteur,* éditions Payot) et américaine (Lee Strasberg et l'Actor Studio) : l'acteur, à travers ses mémoires sensorielle et affective, amène le personnage à lui. Robert De Niro en est un parfait exemple.

3. L'école de… David Mamet, dramaturge, metteur en scène et réalisateur américain :

Le personnage n'existe pas, il n'y a que des phrases sur une page et le travail de l'acteur consiste à trouver la meilleure action pour chaque phrase, le spectateur faisant la synthèse (cf. *Vrai et Faux, Blasphème et bon sens à l'usage de l'acteur*, éditions de L'Arche.)

Dans tous les cas, l'acteur est celui qui agit (latin *actor).*

Aristote, dans sa *Poétique*, écrit que l'art dramatique est l'action d'imiter une action. Rapportée au jeu, cette action réalise une intention et une impulsion. L'idée même d'action comprend une temporalité : le temps de l'action.

Maintenant, qu'est-ce le temps ? Tout le monde a en tête la remarque de Saint Augustin dans ses *Confessions* : *« Si personne ne m'interroge je sais ; si je veux répondre à cette demande, je l'ignore. »*

Notons, au passage, que cette remarque reste d'actualité car les deux grandes théories physiques du XXe siècle proposent des définitions incompatibles du temps :

Pour Einstein, le temps unique de l'univers n'existe pas. Le temps n'est plus une grandeur extérieure aux phénomènes, mais un constituant interne de l'univers physique.

Alors que le facteur temps externe est réintroduit par Schrödinger dans la mécanique quantique, qui se réfère du même coup au temps newtonien.

La philosophie s'est réfugiée dans la manière dont la conscience perçoit le temps, ce qu'on nomme « temporalité ».

Distinguons tout de même, selon l'expérience commune :

Le temps opératoire : celui de l'action sur les choses. Objectif, quantitatif, il est mesurable.

Le temps existentiel : temps vécu, subjectif, à tonalité affective, le temps de l'attente, de l'espérance, de l'angoisse, du regret, etc. Qualitatif, il ne se mesure pas.

S'oppose donc un modèle physico-mathématique linéaire et abstrait et des vécus de conscience découverts par l'introspection.

Citons Henri Bergson : *« Le temps est une durée au sens où il y a une interpénétration des états de conscience successifs. Chacun d'eux conservant ce qui est venu avant tout en lui apportant quelque chose de nouveau. Le temps est le processus qualitatif d'évolution des états de conscience qui ne se laissent pas diviser en instant. » Essai sur les données immédiates de la conscience.*

Pour définir le rapport de l'acteur au temps, je proposerais l'hypothèse suivante : jouer, c'est faire exister le temps existentiel dans le temps opératoire.

L'idée husserlienne énoncée dans ses *Leçons pour une phénoménologie de la conscience intime du temps,* que *« Le temps objectif va être constitué et apparaître à partir du temps senti »,* ne me semble pas contredire ma formulation.

Husserl encore : le temps ne peut être perçu en lui-même, il est toujours le temps d'un objet : *« Il ne peut être séparé de ce qui dure »* (…) Toute perception d'un *« objet temporel »* est accompagnée de la conscience d'une durée. On se souvient de l'analyse qu'il fait du son qui, *« comme tel est un objet temporel ».* La même analyse peut évidemment s'appliquer au phrasé de l'acteur, mais également à ses déplacements dans l'espace de la scène. Pourtant, une notion de la mesure manque : celle liée au rythme, au souffle, et, finalement, aux battements du cœur.

Il y a un intervalle entre l'inspiration et l'expiration. Et la phrase écrite, quand elle est dite, restitue un rythme qui est celui de la nature elle-même. *« Ce mouvement de vibration,* nous dit Paul Claudel dans ses « Mémoires improvisés », *de plus ou moins de gammes, de la brève et de la longue, la systole et la diastole du cœur ; toujours, vous trouverez dans la nature, et spécialement dans l'être vivant, ce rythme, d'une rémission suivie d'une tension. »*

Dire qu'en fonction des circonstances notre perception du temps se contracte ou, au contraire, se dilate n'a rien d'une incongruité. Analysées à l'échelle des microsecondes, certaines de ces distorsions pourraient être liées aux battements du cœur, dont le rythme varie au fil du temps…

Une étude décryptée par Saeedeh Sadeghi, chercheuse au département de psychologie de l'université de Cornell, aux Etats-Unis, révèle l'expérience suivante : des chercheurs ont mesuré précisément la durée de chaque battement de cœur de volontaires équipés d'électrodes et leur ont demandé d'estimer la durée d'un son relativement bref. L'équipe a constaté qu'après un intervalle de temps entre deux battements plus longs, les sujets avaient tendance à percevoir une tonalité plus longue. À l'inverse, des battements plus rapprochés conduisaient les sujets à évaluer le son comme étant plus court. Et à la suite de chaque tonalité, les intervalles des battements cardiaques des sujets se sont allongés.

« Une fréquence cardiaque plus basse semble améliorer la perception du temps », conclut la chercheuse. Elle explique : *« Alors que, durant des années, les chercheurs ont concentré leurs travaux sur le rôle du cerveau, notre étude semble confirmer que la notion de temps n'est pas régulée par une unique partie du cerveau ou du corps, et que tout fonctionne en réseau. Le cerveau contrôle le cœur qui agit sur le cerveau en retour. »* Ces résultats semblent indiquer que ce sont nos battements du cœur qui influencent notre perception du temps.

Repensant aux quelques secondes de silence qui inauguraient cette présentation, à ce qui était attendu et peut-être même entendu durant cette suspension, m'est venue l'idée que c'est bien une résonnance interne du cœur qui nous fait tous entrer dans un temps partagé, celui de l'écoute et de l'attention, et que l'acteur peut être celui qui porte témoignage de cette expérience humaine en la transfigurant.

À la suite de l'intervention d'Hervé DUBOURJAL, Sylvia BERGÉ, comédienne sociétaire de la Comédie Française, a lu un texte de Saint-Augustin *Qu'est-ce que le temps ?* extrait *Les Confessions*, livre XI, que l'on peut retrouver sur internet (entre autres sur cette page : https://www.augustinus.it/francese/confessioni/conf_11_libro.htm)

L'ÉPAISSEUR DU TEMPS

Chantal BIWER

Mon expérience de la sophrologie dans le cadre de mes activités d'infirmière en service et en Centre de jour ou d'aide accueillant des personnes relevant de soins psychiatriques durant la plus grande partie de ma carrière hospitalière, soit 30 années, m'a permis de m'interroger sur le rapport au temps de ces patients, et de percevoir face à eux cette « épaisseur du temps ».

« L'épaisseur du temps » rend compte de la possibilité et de l'intérêt d'associer la sophrologie aux soins hospitaliers, et dans les Centres de Jour et /ou Centre d'Aide Thérapeutique à temps partiel (CATT), voire en cabinet libéral.

Il sera question dans cette conférence d'évoquer la manière dont le temps, dans sa notion d'espace-temps, de durée, de perception, peut être mis en mouvement par les pratiques de relaxation dynamique de différents degrés, face à des patients atteints de troubles mentaux, qui vont ainsi pouvoir bénéficier, outre leur traitement médicamenteux, de cette médiation psychocorporelle innovante en 1980.

C'est l'attention portée pendant les pratiques sur leurs vécus corporels qui peut provoquer une prise de conscience et entraîner des modifications significatives de leurs symptômes, en particulier l'angoisse qui les habite.

Vignette clinique de Monsieur B

À partir des années 90, j'ai pu pratiquer la sophrologie et l'art-thérapie dans deux unités de psychiatrie pour adultes. J'ai pu, avec la collaboration des équipes, initier la création et la réalisation d'une fête de Carnaval en son jour calendaire pour les patients des deux unités. L'objectif institutionnel et thérapeutique était de proposer aux patients une pluralité d'ateliers :

- Pratique de préparation corporelle avec la sophrologie,
- Création en art plastique de costumes, de masques, de Monsieur Carnaval (enveloppe de tissu peinte et intérieur en foin de l'année),
- Et pratique psychocorporelle du mouvement dansé et de chant durant deux mois pour vivre en plein air dans le parc de l'institution la fête de Carnaval avec danses, chants masqués et costumés, puis brûler comme le veut la tradition Monsieur Carnaval, et enfin réaliser une fresque collective qui rassemble, trace et retrace les vécus de chacun de l'évènement festif.

Au moment du bilan Monsieur B apporte son vécu en ces termes : « *Pendant la fête je me suis rendu compte qu'ici il est très possible de perdre la notion du temps, hormis les repas et encore.*

Ici je ne savais plus ni la date ni l'année dans laquelle j'étais. Avec votre pratique du mouvement qui nous fait bouger tout notre corps, puis après de tourner sur nous-même ou de faire la ronde et pour les plus à l'aise de faire le pas de valse, je me suis aperçu que je marchais en dodelinant d'un pied sur l'autre donc « en faisant du sur place » ; alors que pendant la danse j'ai engagé mes pieds en avant, je me suis mis à marcher et cette marche faisait que j'avançais : je me suis senti aller de l'avant ; donc, je vais aller demander ma sortie au chef de service, ma place n'est plus ici, je veux rentrer chez moi ».

Cette vignette clinique nous montre le potentiel thérapeutique de la pratique de la relaxation dynamique du premier degré, qui permet de mettre le corps suffisamment en mouvement pour lui redonner l'énergie nécessaire pour participer aux ateliers de préparation de la fête et à la fête de Carnaval elle-même.

Vous l'aurez compris chaque atelier débutait par une pratique de relaxation dynamique de groupe. Cette vignette clinique témoigne aussi du potentiel thérapeutique d'un rituel festif tel que la fête de Carnaval qui relie et aligne en nous la capacité de se situer dans le temps présent de la fête, au point de nous ancrer dans le mouvement mort /vie / renaissance permettant parfois de reprendre sa vie en main, concept cher au docteur Jean-Pierre Klein, auteur du *Que sais-je* sur l'art-thérapie aux éditions PUF.

Cette vignette clinique rend compte également des vertus thérapeutiques de la pulsation et du rythme ternaire présent dans les pas de danse de la valse.

Leur exécution permet au corps de se mettre et remettre dans le mouvement de vie.

Ce Monsieur était hospitalisé depuis novembre. Il avait été amené par la police suite à une demande de la SNCF qui avait trouvé cet homme désorienté, sans papiers, au fond d'un wagon d'un train qui avait Dijon comme terminus. Nous avions fini par savoir d'où il venait et nous attendions patiemment qu'il reprenne ses esprits.

À ce titre, sa participation active à la fête de Carnaval (sa désorientation ne l'empêchant pas de participer aux ateliers), il exprimait que cela l'occupait pour une fois au lieu de trainer au fond de son lit, l'a petit à petit remis en mouvement.

C'est la grande vertu des pratiques psychocorporelles telle que la sophrologie ainsi que l'art-thérapie, et sa pratique quelle que soit notre manière d'être au TEMPS, qui n'est pas toujours celui de la montre qui régit l'ensemble de notre vie.

En psychiatrie nous parlons du TEMPS principalement dans sa forme de *chronicité* pour parler de l'aspect difficilement curable dans lequel les maladies mentales peuvent créer une relation au temps singulière.

La chronicité étant la manière de désigner l'état dans lequel s'inscrit le temps, dans l'espace psychique et émotionnel des patients, au point de les renvoyer parfois à une perception « d'abolition du temps » qui se traduit par l'ennui, l'inhibition, la procrastination, l'absence de passé, de présent et de futur, renvoyant à la sensation d'immobilisation : *un temps immobile.*

Dans leur vécu du temps, tout semble être au présent. Tout est dans le présent où se vit et où transpire l'angoisse, la violence, le désespoir, la perte d'identité, les idées noires… Au point de se demander où est passé le temps de vie personnelle, familiale, professionnelle du patient ?

L'ambiance des unités psychiatriques est au quotidien empreinte de la sensation dite Océanique du temps, sans mouvement, sans respiration des patients.

Seuls les soignants insufflent les rythmes des 14 besoins fondamentaux nécessaires à la vie, décrits par Virginia ANDERSON.[1]

Cela demande aux soignants énergie et inventivité pour animer, réanimer ce sentiment de vie devenu absent pour beaucoup de patients chroniques.

Les prises en charge des patients par des pratiques à médiation corporelles et artistiques sont venues répondre au

---

[1] Infirmière enseignante et chercheuse américaine (1897-1996) à l'origine du modèle des 14 besoins fondamentaux en soins infirmiers.

quotidien à la « réanimation » au sens propre comme au sens figuré du sentiment de vie.

En fait est-il détruit par la maladie ou hors d'atteinte à notre conception du soin classique ? La vignette clinique de Monsieur B nous apporte un espoir significatif en la matière.

L'épaisseur du temps désigne également « le temps » consacré à la pratique de la sophrologie, pratique qui se décline en plusieurs phases :

A/ *Le temps consacré à l'intégration* à l'état physique, émotionnel et psychique que peut produire l'exercice lui-même, ce temps fait partie de l'exercice, sa durée est gérée par le sophrologue.

Pour ma part je propose après chaque exercice un temps de pause structuré par un temps respiratoire sur 3, 6, 9 ou 12 temps.

C'est un temps que j'accompagne d'une prosodie (*terpnos logos*) appropriée afin que le patient soit soutenu et sécurisé dans ce temps-là. Dans notre culture nous n'avons pas l'habitude de nous centrer ainsi sur nous-mêmes et encore moins lorsqu'une symptomatologie telle que l'angoisse habite une personne touchée par la maladie mentale.

B/ *le temps d'échange* avec le sophrologue à tout moment de la séance et après le temps consacré à la pratique. Le patient est invité à s'exprimer sur le ressenti du vécu corporel, susceptible d'émerger lors d'un mouvement respiratoire par exemple.

Le besoin de parler de ce qui se passe dans son corps et/ou dans sa pensée, devient possible, parfois immédiat ou pouvant prendre plusieurs années.

C'est dans *ce temps-là* que s'élabore le mouvement thérapeutique de la pratique de sophrologie qui va permettre de mettre des mots sur les modifications, les ressentis dans son corps ou touchant au corps, mais ne concernant pas que *le corps physique,* ce qui étonne toujours les patients.

Comment un simple moulinet de bras peut-il libérer une angoisse, une idée obsédante ? Là le sophrologue peut aider le patient à le comprendre, voire l'accepter et ainsi créer un apport thérapeutique notable.

En institution ce sont ces mouvements que je notais dans les transmissions des dossiers des patients. Ces transmissions étaient débattues en réunion d'équipe pour s'intégrer dans l'avancée du projet thérapeutique à leur égard.

Vignette clinique de Monsieur O

Monsieur O est atteint de schizophrénie. Après son hospitalisation et des soins, il a pu intégrer un appartement et travailler en atelier protégé. Le week-end où il n'est pas accueilli par sa famille, il passe systématiquement une partie de son temps aux Urgences pour des crises d'angoisse paroxystique.

Il lui est proposé par son psychiatre des séances de relaxation. Monsieur O y vient régulièrement sans objectif autre que d'y participer. Il dit que tout ce qui concerne le corps le rebute mais accepte de venir car il a confiance en son médecin.

Si bien qu'en début de séance, sur le temps dévolu au recueil pour chaque patient des effets des exercices d'une séance à l'autre, et ceux qu'il aimerait pratiquer plus spécifiquement, Monsieur O dit « *Bonjour je veux bien participer à la séance.* » En fin de séance sur le temps du bilan, Monsieur O dit « *ça s'est bien passé, je ne souhaite pas m'exprimer, je vais bien, je peux rentrer chez moi* ».

Jusqu'au jour où en début de séance Monsieur O prend la parole.

« *J'ai fait votre exercice de la tortue dimanche. J'ai poussé ma table basse et je me suis accroupi (comme il joint le geste à la parole, je comprends de quel mouvement il parle et qu'il nomme lui l'exercice de la tortue). J'ai respiré dans mon ventre comme vous nous le dites en séance et même comme vous dites aussi que nous pouvons faire ces exercices en dehors de la séance puisque vous dites que nous repartons avec, et bien j'ai essayé et ma crise d'angoisse est passée Je n'ai pas eu besoin d'appeler le SAMU* ».

Je demande Monsieur O s'il accepte que je puisse échanger quelques mots sur ce qu'il vient de dire « *oui mais vite car je verrai lors d'une prochaine crise ce qu'il en sera* »

Je lui dis combien son témoignage m'a émue, combien ce qu'il vient d'exprimer est précieux, qu'il me semblerait que son implication régulière depuis 4 ans y est pour beaucoup et que je l'encourage à continuer d'exprimer les effets des exercices quels qu'ils soient, pendant la séance et ou dans son quotidien s'il en ressent le besoin.

Depuis ce jour Monsieur O s'exprime, dit qu'il n'avait plus besoin d'appeler le SAMU, il réclame les exercices qu'il ressent comme bénéfiques pour lui et ceux qu'il n'arrive pas à faire en exprimant ses raisons.

La pratique de la sophrologie en psychiatrie nécessite de laisser du temps au temps dans toutes ces modalités de présence.

Le principe de ne rien attendre du côté du sophrologue est fondamental, pour être dans une disponibilité psychique telle que le patient puisse s'en emparer et petit à petit arrive à communiquer, c'est-à-dire sortir de l'enfermement généré par sa symptomatologie.

Ceci requiert de la part du sophrologue d'être au présent dans la séance, dans un ancrage où peut se conjuguer le passé, le présent et le futur dans sa potentialité d'être.

C'est « l'état corps » qui demande et requiert un entraînement de pratique personnelle régulière pour le sophrologue en exercice.

L'épaisseur du Temps peut être aussi envisagée comme un millefeuille d'artisan pâtissier de présence à soi possiblement envisageable malgré la maladie mentale.

C'est pourquoi cette prise en charge nécessite que le sophrologue soit formé à la psychopathologie.

Les exercices de relaxation dynamique mettent en mouvement la chaine proprioception-perception-émotion-pensée-cognition-Idéation imaginaire-conception.

Ainsi le corps peut être vécu dans son volume, sa matérialité organique, sa sensibilité aux moyens de nos 5 sens, l'objectif étant de mettre en congruence cette chaine qui a pour effet de produire des vécus corporels dont les patients racontent le contenu après les exercices.

L'objectif de ce temps de parole est de savoir si les exercices ont pu ou pas avoir un impact constructif sur les douleurs exprimées en début de séance.

C'est sur ce temps que s'élabore par petites touches cette écoute de soi auquel les patients ne sont pas habitués. C'est là que les mots harmonie et sérénité se retrouvent dans l'expression des vécus de séance à la plus grande surprise de la personne qui l'utilise, tellement ce mot lui semble étranger à elle-même, mais c'est le seul mot qui lui soit venu pour exprimer son ressenti.

Quand le patient est en état d'accepter que je puisse prendre la parole, l'arrivée du mot harmonie ou sérénité me permet d'attirer son attention sur le fait que d'un point de vue thérapeutique il a franchi une étape importante, il ne s'identifie plus seulement à sa maladie mais se remet à penser à lui et pour lui en tant que sujet.

À ce titre vous pourrez lire dans notre ouvrage collectif *Métasophrologie*, dans le chapitre dédié à la psychiatrie, le cas clinique de Madame B et lire dans ce récit comment cette patiente s'est emparée de ce que la pratique de sophrologie lui a permis de réaliser dans sa vie de femme et de couple.

L'épaisseur du temps dans une pratique en psychiatrie ne peut s'envisager sans la mise en place d'un cadre institutionnel porté à la connaissance et à la validation de l'ensemble de l'équipe soignante.

Notre chef de service, le Professeur MARIN appelait ces médiations thérapeutiques qu'il avait mis en place « Le sel de la vie » à mettre dans la pâte de la vie des patients...

Ce cadre concerne la durée de la séance, sa périodicité, son mode de fonctionnement, les modalités d'entrée et de sortie du processus de soin. Il se compose de la prescription médicale, des indications médicales, des objectifs thérapeutiques dans le projet thérapeutique global du patient.

L'épaisseur du temps dans la pratique en psychiatrie ne peut s'envisager sans la mise en place d'un cadre précis pour la séance de groupe et individuelle et de la mise en place des exercices de sophrologie qui doivent être adaptés aux personnes vulnérables, fragilisées par les effets physico-psychiques de leurs troubles mentaux.

Dans ma pratique j'ai bâti le cadre thérapeutique de la sophrologie exercée en milieu psychiatrique ou face à des personnes souffrant de troubles psychiatriques, sur un postulat novateur qui consiste à prendre en compte le corps dans sa dimension psychique.

Je me suis entre autres référée aux travaux de Madame Anne BRUN, de messieurs Bernard CHOUVIER et René ROUSSILLON dans leurs ouvrages « *Jeu et médiations thérapeutiques* » et « *Manuel des médiations thérapeutiques* », éditions Dunod.

Je présente le cadre thérapeutique oralement en groupe lors de l'atelier consacré à l'accueil d'un nouveau participant.

Je propose aux patients d'y exprimer, s'ils le souhaitent, leur ressenti par rapport aux consignes données, ce qui fait de ce temps un moment très riche en échanges sur le sens de ces consignes. Cette présentation succède au rendez-vous individuel préalable que j'ai eu avec le patient afin qu'il y expose son désir et donne son accord pour pratiquer la sophrologie, suggérée par son médecin ou un membre de l'équipe.

C'est à partir de cette rencontre que je peux partager mon point de vue sur cette demande avec l'équipe, ou proposer une prise en charge individuelle ou de groupe, ou faire part de mes réserves concernant la prise en charge par la sophrologie.

Ce cadre thérapeutique constitue l'étaiement qui, à l'image des échafaudages nécessaires à la construction ou la réparation des maisons, pourra soutenir le patient pendant la pratique des relaxations dynamiques.

Le cadre est pédagogique, il donne une structure, des directions de sens à la démarche, il apporte la sécurité, la réflexion, il permet de faire l'expérience de l'essence même des exercices qui aident à remettre le sentiment de vie en état d'être perçu, suffisamment perçu pour déclencher des prises de conscience dont la pertinence va étonner le patient lui-même quand il s'en rendra compte, tel Monsieur G.

Vignette clinique de Monsieur G

Monsieur G diagnostiqué schizophrène qui lors d'un épisode de crise psychotique a dû être mis sous contention, et qui me confiera qu'au lieu de se débattre comme il faisait durant les précédents épisodes vécus ayant nécessité cet extrême recours, a eu l'idée de respirer dans son corps des pieds à la tête en boucle pendant des jours dès que le médicament ne faisait plus assez effet, comme dans l'atelier de sophrologie, et de s'apercevoir qu'il n'avait pas besoin de se débattre si bien que les contentions lui ont été retirées plus rapidement. Il continue de faire « ses respirations » car il sent que ça l'aide à aller mieux, et me remercie d'avoir répété et répété que ces exercices pouvaient servir au quotidien et aussi en état de crise.

Lors de leur arrivée à l'atelier, les patients y sont accueillis par une présentation de la sophrologie et de ses objectifs thérapeutiques et de la manière dont la pratique va pouvoir se dérouler pour tenter de les atteindre.

À ce titre je précise, que lors des pratiques nous serons à l'écoute des douleurs et souffrances physiques, morales ou affectives, ressenties et/ou vécues, pour permettre leur description telles qu'elles se seront exprimées.

Mon travail va consister à proposer des exercices adaptés à ces états de souffrance afin de les améliorer tout doucement et très progressivement car ces douleurs ont pu servir de stratégies de défense, ce que je me dois de respecter.

Par exemple : Je prends soin de prévenir les patients des effets potentiels des exercices proposés, et du fait que comme je pratique les exercices en même temps qu'eux, cela peut m'arriver à moi également.

J'indique par exemple que les exercices peuvent provoquer des bâillements, des soupirs, des gaz, des mouvements spontanés et je rappelle que ces manifestations organiques ont leur place dans l'atelier du fait qu'ils signent un état de détente profonde de notre organisme.

Dans l'atelier nous pouvons respecter, « autant que faire se peut », leur advenue qui généralement inaugure et précède un meilleur fonctionnement de notre vie organique.

En psychiatrie ce n'est *qu'en apparence seulement* que le patient ne prête plus d'attention à son corps.

Cette présentation est entourée d'un certain nombre de recommandations qui ont pour objet d'attirer l'attention du patient consciemment et inconsciemment sur le fait que la pratique de la sophrologie va entraîner des effets psychomoteurs qui peuvent leur faire revivre des situations douloureuses appartenant à leur passé, enfouies dans leur mémoire corporelle.

C'est pourquoi il m'a paru nécessaire de faire le rappel des interdits fondamentaux du meurtre et de l'inceste dit ainsi :

Dans l'atelier il est interdit de porter atteinte à son corps et au corps de l'autre sous la forme de coups ou de paroles.

Nous ne sommes pas sans savoir que ces comportements sont souvent dus aux effets de maltraitances vécues dans l'enfance, dont le souvenir est enfoui avec le temps mais qui peuvent, au détour d'un mouvement, resurgir comme moyen possible de défense.

Énoncer ces interdits fondamentaux permet de dire en atelier que nous pouvons les prendre en compte de différentes manières :

- Par l*a gestion de l'espace* en laissant chaque patient choisir le lieu où il souhaite s'installer pour faire les exercices.

Donner l'espace nécessaire à ses bras et ses jambes écartées d'y tenir en entier sans que l'autre occupe une partie de cet espace.

- *La gestion du toucher* : la sophrologie est un soin qui se fait sans nécessité de contact de l'autre, et au cas où ce contact advenait pouvoir s'en expliquer.

- *La gestion du regard* porté sur soi et les autres, bienveillant si possible.

- *La gestion de la parole* et de son énoncé. Lors des temps de parole en début et en fin de séance il est recommandé au patient de ne s'exprimer qu'à partir de son vécu personnel.

Cette gestion de la parole est précédée par un temps consacré à l'écriture par chaque patient de son vécu de séance sur un carnet qui l'accompagnera tout le temps de sa venue en atelier. Cet écrit constituera au fil du temps la trace historique, la trace mémorielle de ses pratiques qu'il pourra relire.

- *La gestion de la pratique des exercices* : ils sont proposés aux patients qui les font et vivent selon leur bon vouloir et à leur manière en rappelant que l'on peut à tout moment exprimer son besoin d'aide.

Ainsi « l'épaisseur du temps » va contribuer à ce que la séance puisse être consacrée à la fois à la pratique des exercices, à l'écoute de l'expérience vécue, et à la réflexion qu'elle peut mettre en marche, malgré et avec les symptômes qui sont à respecter.

C'est dans une ambiance et un espace-temps sécure où chacun peut trouver sa place et atteindre l'objectif qu'il s'est fixé en début de prise en charge, et de séance en séance.

Une heure ou une heure trente de séance, ça passe très vite et souvent tellement trop vite, au point de dire : « c'est déjà fini, je n'ai vu, ni senti le temps passer. »

Le principe de la réalité du temps à passer, du temps qui passe, reste présent quelle que soit la conception que nous en ayons.

Merci pour votre écoute.

IL FAUT VIVRE AVEC SON TEMPS : VERS UNE CONSCIENCE ÉCOLOGIQUE !?

Sophie SCHANG

Nous avons tous entendu cette expression, lancée des fois avec une pointe de condescendance, parfois même légèrement teintée de mépris : il faut vivre avec son temps ! Avec toute la force injonctive du point d'exclamation, comme s'il n'y avait pas vraiment de choix finalement. L'adaptation est le seul choix possible, certes, mais encore faut-il se demander de quelle adaptation parle-t-on ? On repère dans cette injonction la place du mot temps dans la phrase. Tout se passe comme si le temps était le point de départ de l'action, l'idée qu'on se fait de ce temps plus fort que tout et c'est le rythme de ce temps qui règle notre action. Tout se passe comme si finalement cette expression, « il faut vivre avec son temps » devenait un prétexte pour alimenter des choix qui nous projettent dans la réalité qui tend à s'accélérer, à l'instar d'une machine infernale. Il faut avancer, pour être en phase avec son temps.

Ce qui revient souvent à courir après le temps pour être avec, un peu à la manière d'un point qui recule à chaque fois qu'on s'en approche, et qu'on n'est jamais vraiment sûr d'avoir atteint. On marche sur la route, le pas alerte et le corps tendu dans le mouvement, et en jetant un coup d'œil inquiet dans le rétroviseur du temps, pour essayer d'évaluer, en comparant avec les autres, si on est à la bonne allure, au bon rythme, à la bonne place. On s'habitue chaque jour un peu plus à cette allure, en fait on en redemande, l'ombre de cette inquiétude ne nous quitte jamais vraiment, et jour après jour, le corps s'adapte du mieux qu'il peut, en déployant cette chimie du stress dans laquelle on est comme immergé, jusqu'à en devenir inconsciemment dépendant. Cette biologie du stress devient un carburant qui alimente cette course sans fin car ce regard inquiet jeté derrière l'épaule, par-delà ce sentiment d'inquiétude et les pics d'adrénaline, procurent aussi et surtout peut-être un frisson de se sentir bien vivant !

Pour vivre avec son temps, faut-il rester dans le stress qui serait comme une fatalité. Vivre c'est stressant en fait, c'est-à-dire dans les faits, comme si ça allait de soi et que penser autrement serait faire preuve d'une naïveté qui nous place d'emblée en marge, voire à l'extérieur du groupe, dans la gentille catégorie des utopistes. Chaque jour pourtant des personnes poussent la porte de notre cabinet, parfois totalement éreintées par cette course après le temps, au point d'être dégoûtées d'elles-mêmes, de se sentir de mauvais êtres humains, forcément inadaptés : c'est moi le problème, qu'est-ce que les autres vont penser de moi ? Ces deux pensées prennent une place considérable dans leur esprit. La nécessité d'un changement dans leur vie s'impose, parfois violemment, à eux par une prise de conscience un peu paradoxale : pour se questionner sur ce qui leur arrive, revisiter leurs valeurs existentielles, il faut qu'ils ralentissent, voire qu'ils soient, parfois littéralement, à l'arrêt. Et dans cette suspension du temps, quelque chose de différent peut advenir.

Cela amène la question du changement, dans quelles conditions le changement est-il possible ? Le processus de changement s'inscrit quelque part entre injonction, motivation, remise en question et réalisation (entre le « ? » et le « ! » du titre de la conférence). Dans ce cadre aux contours flous, la sophrologie qui est en même temps méthode et expérience, horizon existentiel et processus, permet d'éclairer, voire peut-être de redéfinir les contours de cette question. Qu'est-ce qui nous pousse à changer ? Une nécessité intérieure, une révélation, une envie d'être en adéquation avec ce qu'on observe à l'extérieur ? Mais plus important encore, qu'est-ce qui fait qu'au-delà de ce déclic et de cette motivation première, on va réussir à maintenir ce changement dans le temps. Transformer l'impulsion en réalisation ?

Car l'argument rationnel ne suffit pas, toutes les bonnes raisons du monde ne suffisent pas. L'exemple des ravages du cancer imprimés sur les paquets de cigarettes en est une triste démonstration. Le raisonnement associé à l'image, s'il provoque une prise de conscience sans doute, reste impuissant à inscrire le changement dans la durée. Les chiffres de la consommation du tabac sont malheureusement là pour nous le rappeler. Les neurosciences se sont intéressées à cette question de la motivation qui pousse au changement durable. Elles ont fait la distinction entre motivation extrinsèque et intrinsèque. James Clear qui explore cette question l'illustre à travers cet exemple de quelqu'un qui cherche à se préparer pour faire un marathon. Et met en évidence qu'il faut revenir à l'essentiel. Ce qui va permettre à la personne de peut-être un jour faire un marathon, c'est déjà de se mettre à courir. C'est l'identité du coureur qui court jour après jour qui va construire l'espace du possible duquel la réalité de la course pourra se déployer. Il a mis en évidence que c'est le 1% de changement d'habitude au quotidien qui permet de changer profondément dans le temps, ce qui n'est pas sans rappeler la loi de la répétition vivantielle. C'est la vivance qui transforme et rien d'autre. C'est moins le point d'arrivée qui compte que le chemin emprunté nourri de questionnements, ce n'est pas ce que j'ai envie de faire mais ce que j'ai envie d'être et de ressentir. C'est le chemin qui construit la réponse, qui est la réponse.

À cet égard, l'exemple de l'écologie abordée par la sophrologie est emblématique peut-être de ce mouvement de la pensée vers un processus intérieur capable de faire surgir une autre motivation. Faut-il aimer l'écologie ? Le paradoxe est dans la question, dans l'opposition de ces deux verbes dont la tension semble irréconciliable. La nécessité du changement écologique ne se questionne pas, elle s'impose à nous un peu plus chaque jour à travers des faits scientifiques d'une part, objectivables, et notre simple perception du décalage des saisons, de la transformation de la nature autour de nous, accélère ce sentiment d'urgence, de quelque chose qui échappe à notre contrôle. La question de la motivation, au sens de moteur, de ce qui me met en mouvement acquiert ici une dimension radicale. Pendant longtemps le *story-telling* de l'écologie s'est nourri en partie sur des sentiments alimentant la peur, la culpabilité, la crainte de la disparition de l'être humain, nourrissant par là même le phénomène d'éco-anxiété. Une sorte de conscience écologique inquiète, au sens littéral, sans repos, qui oscille entre peur et rationalité sans pouvoir se poser. L'action qui découle d'une telle conscience, aux fondations vacillantes risque d'être peu pérenne dans le temps, de nécessiter beaucoup de force et de volonté. À nouveau, on se retourne pour vérifier dans le rétroviseur que ça tient suffisamment. Cette motivation extrinsèque qui pousse à la décision, qui force à la conviction montre ces limites en s'étiolant dans le temps aussi peut-être parce qu'elle est centrée sur le faire : qu'est-ce qu'il faut faire pour arrêter ça ? Les actions vont de pair avec des promesses et des engagements qui, faute d'être maintenus dans le temps, génèrent de la colère, de l'incompréhension, du ressentiment allant même jusqu'à un sentiment d'écœurement qui peut conduire à des actions violentes.

Et c'est peut-être bien de cela qu'il est question, le discours et les faits scientifiques parlent à la tête mais ne touchent pas véritablement et surtout durablement le cœur, qui est la voix de la motivation intrinsèque. La sophrologie permet d'explorer une autre façon de faire qui nous permet en nous reliant à ce qui est là, au cœur de nous, d'explorer en même temps qu'on la crée, cette motivation intrinsèque. La méthode sophrologique permet d'emprunter pas à pas, pratiques après pratiques, ce chemin du changement véritable et durable parce qu'il advient comme une évidence, une épiphanie, une éclosion à l'intérieur de soi. Les résistances s'effacent devant l'évidence de l'expérience, la volonté se transforme en envie et puissance d'agir. J'ai pu construire des séances pour sensibiliser les enfants à l'écologie à l'école : technique autoscopique où je deviens la bulle d'oxygène qui voyage à l'intérieur de mon corps pour nourrir toutes mes cellules jusqu'à ce que je puisse sentir mon cœur battre. Là où je respire, j'existe, ici et maintenant : je suis véritablement ce que je respire ; ou encore la goutte d'eau qui parcourt le corps, mon aliment préféré qui apporte à chacun de mes organes le meilleur de lui-même pour soutenir tout mon être dans ses démarches ; les 5 sens qui me relient au monde et aux autres comme si je les découvrais pour la première fois, en me faisant apprécier peut-être davantage la joie de me sentir vivant, ici et maintenant, dans ce monde. À partir du moment où j'en fais l'expérience, je peux décider librement de prendre soin de moi, des autres, de la planète. Cette conscience sophrologique et écologique dans tous les sens du terme me permet d'expérimenter dans ma peau, dans mes muscles, dans mes os, mes cellules et mes molécules que je ne suis pas séparé du monde dans une dualité, je fais partie du vivant autour de moi. Rien de ce qui est humain ne m'est étranger, rien de ce qui est vivant ne m'est étranger. Prendre soin de la Terre et du vivant, c'est une autre façon de prendre soin de moi. Mon expérience nourrit mon libre arbitre qui me pousse à une action en harmonie avec toutes les parts de moi.

Ce voyage écologique nous guide vers une conscience encore plus profonde de l'humain en moi, de ce qui fait humanité en moi. En un sens, vivre avec son temps c'est peut-être aussi se demander quel être humain j'ai envie d'être pour moi et les autres. L'intelligence artificielle aujourd'hui dans nos vies, après-demain dans nos corps et nos esprits, les nécessaires adaptations qu'elle amène déjà et les questionnements qu'elle fait surgir donnent une épaisseur particulière à ce sujet. Car la technique est souvent en avance sur la conscience qu'on en a. Et qu'il est important, pour ne pas dire urgent là aussi de définir cette conscience que nous avons envie d'y mettre. Notamment parce que cette nouvelle réalité repousse d'une certaine façon des limites jusque-là indépassables de l'être humain : un être avec un corps fait de matière organique, où chaque jour des cellules naissent, vivent et meurent. Autrement dit un être qui fait chaque jour dans l'intimité de ses cellules l'expérience de sa finitude, d'être pour la mort. À nouveau, la sophrologie a sans doute sa place pour expérimenter ce comment faire avec, littéralement comment faire corps avec quelque chose en moi qui n'est pas organique grâce au travail sur le schéma corporel comme réalité vécue à la lumière de ces nouvelles réalités en moi. Mais aussi, par exemple au travers de la RD7, cette vivance de la phylogénèse en moi, du sentiment radical de ma biologie jusqu'à l'émergence de la conscience *sapiens sapiens* et maintenant au-delà.

Vivre avec son temps, c'est questionner cette part d'humanité irréductible en moi et la laisser s'exprimer librement pour m'amener à faire des choix en conscience, à rechoisir ce qui fait singulièrement ma liberté, ma dignité, ma responsabilité et, dans le même temps, laisser la place à un espace où l'autre peut faire des choix différemment des miens.

Je vous remercie pour le temps que vous m'avez accordé.

CLÔTURE DU CONGRÈS

Claudie TERK-CHALANSET

Bonjour à tous, certainement fatigués, nourris je l'espère, tant de choses se sont dites autour de ce thème riche, difficile à souhait, passionnant, si bien qu'un peu intimidée, le mot n'est pas trop fort, j'avais tout d'abord demandé à ne pas assurer la clôture de l'évènement, me sentant n'en avoir qu'une vision assez parcellaire, intime, plutôt analytique autour des répétitions et de ce temps qui n'est pas une donnée pour l'Inconscient puisqu'il l'ignore.

Ce refus non pris en compte, m'y voilà pourtant.

Ce thème donc, traité admirablement par nos conférenciers, pétris certains de phénoménologie, de philosophie, de psychanalyse et bien évidemment d'expérience par d'autres, artistes ou sportifs auréolés de grâce, de jeux, de poésie et de musique, vous en retrouverez la trace comme chaque année dans l'édition de nos Actes dont nous allons reparler.

Je souhaite d'emblée remercier les conférenciers de la qualité de leurs interventions, de leur hauteur de vue et investissement, certains ouvrant notre regard sur des domaines mystérieux pour beaucoup d'entre nous. À tous les acteurs des intermèdes ayant animé des pratiques, merci d'avoir donné image et corps à une sophrologie si vivante.

Même si l'émotion vécue est difficilement transmissible, si un protocole écrit est rédigé pour en rendre compte, il pourra trouver place dans l'édition des Actes.

La nouveauté, en ce qui concerne ces Actes, est que nous avons maintenant chez L'Harmattan, une collection dédiée à la S.F.S. et qui héberge chaque année tous les textes transmis par les conférenciers.

C'est un partenariat fructueux qui comporte à présent plus d'une vingtaine de titres et conserve la mémoire exacte des conférences prononcées depuis plus d'une vingtaine d'années. Problématiques variées, des violences aux addictions, de la créativité à l'estime de soi, des traumatismes aux émotions, de nombreux thèmes de recherche y sont abordés et débattus.

Je pourrais vous raconter comment, en proposant un nouvel ouvrage à M. Denis PRYEN chez L'Harmattan, j'avais émis l'idée qu'une collection serait envisageable. Presque sans le demander, vu la régularité, le sérieux et le contenu de nos publications, cela a tout de suite été accepté.

Et d'ailleurs, dans ce congrès sur le temps, quelques précisions précieuses, anecdotiques, retrouvées dans nos archives, qu'il peut être intéressant de communiquer. Elles rendent compte du premier Congrès National de notre S.F.S. Une brochure éditée en juillet 1968 nous livre des informations dont seulement les très anciens, sauf erreur de ma part, je ne pense pas qu'il y en ait ici, pourraient se souvenir.

Ce fut à Arcachon, du 7 au 9 octobre 1967. Beaucoup d'émotion parce datant de plus d'une dizaine d'années avant la découverte par moi de ce mot inconnu, puis peu à peu de cette science nouvelle, terminologie et pratiques inventés par… suspense… Rendons à César ce qui est à César, Alfonso CAYCEDO. Il écrit sa première lettre à…

je cite… « *Messieurs les membres de la direction de la Société Française de Sophrologie* ». Il y annonce qu'il y a déjà 7 ans que la sophrologie est née lors de la célébration à Vienne du Congrès International de Psychothérapie Médicale. Un regard donc, pour nous, sur les tout débuts.

L'important peut-être pour les jeunes sophrologues d'aujourd'hui est la pérennité de notre structure, la SFS, cette société savante dont les valeurs nous sont connues et demeurent :

- ses exigences
- son éthique
- son parcours

Presque chaque année depuis, en dépit de bouleversements, disparitions, scissions, changements ou infléchissement d'idéologie, la SFS s'est maintenue comme un organe de référence.

Nous avons ainsi, par les publications, la mémoire de l'évolution de la pensée en ce qui concerne la sophrologie et ses méthodes, ses liens avec la psychanalyse et l'hypnose, l'écoute de l'Inconscient vers l'éveil de la Conscience et la distance instaurée avec les courants qui la réfutent. Précieuse, cette parole conservée au fil du temps.

On peut rappeler que le Congrès du Cinquantenaire qui s'est déroulé à la Faculté de Médecine de Paris, Université Paris Descartes, avait pour titre : *« Corps, Conscience, Inconscient »*.

Mais pour revenir à notre sujet du jour, la date rituelle de début décembre implique chaque année de triompher des évènements… on peut appeler cela *« les terrifiants pépins de la réalité »* pour que ce Congrès puisse se tenir. Quelques problèmes récents :

- Un congrès annulé la veille… Cas de force majeure pour cause de gilets jaunes et des dangers potentiels des manifestations parisiennes.

- La pandémie du Covid, si durablement inattendue qui nous a tous fragilisés et empêchés.

- Les grèves de train subites, ayant brouillé tous nos moyens de transport et demandé des trésors d'inventivité pour rejoindre Montpellier l'année dernière.

Malgré tout, ce congrès sur la Voix fut un très gros succès. L'ouvrage vient juste de paraître chez L'Harmattan, avec quelques difficultés d'édition concernant notre logo, mais j'espère que tous ceux qui le souhaitent pourront se le procurer.

Cette année, l'escalade des événements dont les mots peinent à rendre l'horreur a surement eu un impact sur l'envie et les possibilités de personnes à nous rejoindre ce week-end. Encore une fois pourtant, ce congrès a eu lieu et nous vous remercions d'y avoir participé.

Se posent aujourd'hui tant et tant de questions pour lesquelles on se demande s'il est trop tard ou grand temps. Les réponses sont bien sûr individuelles, et s'impose alors le temps du **Je**… du temps autobiographique.

Elle ressurgit cette question aussi pour la Sophrologie, son « ici et maintenant », sa spécificité, ses acquis, son devenir. Mais aussi ses forces et faiblesses, ce que nous, les membres actifs qui la représentons, nous tous, vous tous en attendez.

Cela implique l'analyse fine des demandes qui nous sont adressées, bien au-delà d'une quête de bien-être, leur acuité, leur urgence face à l'incroyable changement de complexité du monde auquel nous sommes soumis.

Répondre au vertige de situations inédites dans de nombreux domaines, nouveaux modes de procréation, de filiation, de parentalité et pour rester dans notre sujet, vers un nouvel espace, un nouveau temps, une nouvelle temporalité.

Comment accompagner des personnes incarnant ces « figures de la modernité » en sachant adhérer à leur projet, plus que jamais loin de tout jugement.

La Sophrologie devrait savoir comprendre toutes les phases et toutes les attentes anxiogènes, délicates, de la concrétisation des dits projets pour aider à les accepter d'abord, les préparer ensuite.

De quelle bienveillance et humanité doit-on faire preuve lorsqu'au long cours, nous sommes témoins, séance après séance, en tant que sophrothérapeutes, des attentes porteuses d'espoir nous associant de très près à de possibles déceptions.

J'ai presque envie pour terminer d'emprunter au serment d'Hippocrate une de ses doctrines : « *Primum non nocere* : Avant tout, ne pas nuire » et d'y adjoindre une formule pasteurienne me semble-t-il : *« Guérir parfois, soulager souvent, écouter toujours »*, et même et surtout si c'est le corps des patients qu'il faut savoir écouter.

Il me reste, avant que tous demain nous ne reprenions nos agendas, le plaisir de pouvoir rendre hommage à notre Présidente Mme Claude Chatillon, qui depuis si longtemps et pour longtemps encore, nous l'espérons, a conduit, par ses compétences de tous ordres, ses valeurs déontologiques et humaines, la SFS sur un chemin clair et juste dont nous avons lieu d'être fiers.

Merci au Conseil d'Administration où certains se dépensent sans compter. Ils se reconnaîtront et je les en remercie vivement. À nos vigilantes secrétaires, Laurette et Christine, votre disponibilité efficace et votre gentillesse sont un facteur important de la bonne marche administrative de la société et de sa progression.

Merci également à tous les bénévoles, étudiants ou autres, qui ont fourni une aide précieuse lors de cette manifestation.

Que dire de plus alors que Merci à tous et à l'année prochaine. En vous remerciant de plus pour votre écoute.

LISTE DES INTERVENANTS

Chantal BIWER
Sophrologue, art-thérapeute, hypnothérapeute, membre du CA de la SFS

Claude CHATILLON
Présidente de la SFS, sophrothérapeute

Judith DUMAS
Sophrothérapeute, sophroanalyste, formatrice, vice-présidente et trésorière de la SFS

Hervé DUBOURJAL
Acteur, metteur en scène

Richard ESPOSITO
Professeur de philosophie, sophrologue, directeur du CFSP

Benoit FOUCHÉ
Médecin, sophrothérapeute, membre du CA de la SFS

Anne GALOUZEAU DE VILLEPIN
Pédopsychiatre, Vice-présidente de la SFS

Michel GHETTI
Pianiste compositeur, professeur de piano jazz

Franck JOUVEAUX
Haltérophile, entraîneur et formateur en haltérophilie

Nathalie MALARDEAU-GAUZENTES
Sophrothérapeute sophrologue, art-thérapeute, membre du CA de la SFS

Céline MESTRE
Sophrologue, formatrice en gestion du stress, membre du CA de la SFS

Sophie SCHANG
Sophrologue et formatrice, membre du CA de la SFS

Claudie TERK-CHALANSET
Psychanalyste, sophrothérapeute, vice-présidente de la SFS

Gérard THOURAILLE
Philosophe, sophrothérapeute

TABLE DES MATIÈRES

Structures éditoriales du groupe L'Harmattan

L'Harmattan Italie
Via degli Artisti, 15
10124 Torino
harmattan.italia@gmail.com

L'Harmattan Hongrie
Kossuth l. u. 14-16.
1053 Budapest
harmattan@harmattan.hu

L'Harmattan Sénégal
10 VDN en face Mermoz
BP 45034 Dakar-Fann
senharmattan@gmail.com

L'Harmattan Cameroun
TSINGA/FECAFOOT
BP 11486 Yaoundé
inkoukam@gmail.com

L'Harmattan Burkina Faso
Achille Somé – tengnule@hotmail.fr

L'Harmattan Guinée
Almamya, rue KA 028 OKB Agency
BP 3470 Conakry
harmattanguinee@yahoo.fr

L'Harmattan RDC
185, avenue Nyangwe
Commune de Lingwala – Kinshasa
matangilamusadila@yahoo.fr

L'Harmattan Congo
219, avenue Nelson Mandela
BP 2874 Brazzaville
harmattan.congo@yahoo.fr

L'Harmattan Mali
ACI 2000 - Immeuble Mgr Jean Marie Cisse
Bureau 10
BP 145 Bamako-Mali
mali@harmattan.fr

L'Harmattan Togo
Djidjole – Lomé
Maison Amela
face EPP BATOME
ddamela@aol.com

L'Harmattan Côte d'Ivoire
Résidence Karl – Cité des Arts
Abidjan-Cocody
03 BP 1588 Abidjan
espace_harmattan.ci@hotmail.fr

Nos librairies en France

Librairie internationale
16, rue des Écoles
75005 Paris
librairie.internationale@harmattan.fr
01 40 46 79 11
www.librairieharmattan.com

Librairie des savoirs
21, rue des Écoles
75005 Paris
librairie.sh@harmattan.fr
01 46 34 13 71
www.librairieharmattansh.com

Librairie Le Lucernaire
53, rue Notre-Dame-des-Champs
75006 Paris
librairie@lucernaire.fr
01 42 22 67 13

www.ingramcontent.com/pod-product-compliance
Lightning Source LLC
LaVergne TN
LVHW010022081026
849535LV00016B/2920
* 9 7 8 2 3 3 6 4 5 9 1 6 5 *